医学生职业精神培育研究

刘晓英 著

學苑出版社

图书在版编目（CIP）数据

医学生职业精神培育研究 / 刘晓英著. -- 北京 ：学苑出版社，2025. 4. -- ISBN 978-7-5077-7197-8

Ⅰ. R192

中国国家版本馆 CIP 数据核字第 2025HM9994 号

出 版 人：洪文雄
责任编辑：付国英
出版发行：学苑出版社
社　　址：北京市丰台区南方庄 2 号院 1 号楼
邮政编码：100079
网　　址：www.book001.com
电子邮箱：xueyuanpress@163.com
联系电话：010-67601101（营销部） 010-67603091（总编室）
印 刷 厂：廊坊市都印印刷有限公司
开本尺寸：787 mm × 1092 mm 1/16
印　　张：14.25
字　　数：212 千字
版　　次：2025 年 4 月第 1 版
印　　次：2025 年 4 月第 1 次印刷
定　　价：88.00 元

前　言

医疗事业，古老又常新，在其长期的历史发展中，形成了一套被从业者所普遍认同的价值取向、思维方式、伦理道德及精神气质，这些要素构成了医师职业精神的主体内容，体现了医疗事业的价值沉淀与文化传统。医师职业精神的传播和培育，对提升医疗事业发展水平具有重要意义。2024 年 9 月，国家卫生健康委员会发布《医学人文关怀提升行动方案（2024—2027 年）》的通知，明确提出将“敬佑生命、救死扶伤、甘于奉献、大爱无疆”的崇高职业精神作为行业教育的重点内容，旨在塑造医术精湛、医德高尚、医风严谨的行业风范，深化对职业精神的认知与认同。这一文件推动着我国医师职业精神教育进入了一个新的发展阶段。医学生是医疗事业的建设者和接班人，加强医学生职业精神教育，不仅是培养德才兼备的新时代中国特色社会主义医疗事业接班人的内在要求，也是适应全球医疗模式转变和我国医疗体制改革的必然选择。

在新时代背景下，高等医学院校如何培育医学生的职业精神？首先，推动医学生的职业精神教育，需要先解决东西方医师职业精神实质的差异问题。西方文化对医师职业精神的探索开始于古希腊并传承至今，2002 年《新世纪的医师职业精神——医师宣言》对西方医师职业精神进行了集中概括，得到了世界范围内的认可，我国医师协会也在 2005 年正式签署了该宣言。但西方医师职业精神并非通用法则，我国的医师职业精神，在中国特色社会主义文化、中华传统医德文化以及红医文化的共同影响下，必然呈现出与西方不同的特质。因此，要开展中国特色的医学生职业精神教育，就离不开中国特色的医师职业精神理论体系的构建。其次，推动医学生的职业精神教育，需要回应医疗实践多维性所带来的矛盾和冲突：医疗是一个复杂的实践过程，它既包含了技术应用，又不能将医学视为千篇一律的标准化服务；它既需要科学的理性，也需要人文的温度；它既需要调动市场机制吸引资金投入，又不可忽视医疗的奉献精神。在医疗过程中，既有医生的主导作用，也要保障患者的主体身份。医师职业精神的实践多维性，预示了医学生职业精神教育的复杂性和必要性。

基于此，本书从理论构建、历史经验和实证研究三个方面出发，全面审视了医学生职业精神教育的现状，并提出了医学生职业精神教育的创新模式。首先，本书在理论构建方面有所突破，解析了医师职业精神的内涵和结构，提出医师职业精神是由基本价值观、医疗实践的具体问题、社会制度、历史文化以及医院组织文化背景等共同交织而成的。中国医师职业精神建设，既要传承中医药文化，又要结合时代背景，从红色医疗文化和社会主义文化中寻找根与魂。其次，对东西方医师职业精神教育的历史进行了全面总结，本书将东西方医学生职业精神教育历史划分为师承模式、学院模式以及整合模式三个阶段，展示了世界范围内医学生职业精神培育的演变过程，并总结了各个历史阶段的教育经验和不足。最后，在实证研究部分，本书采用定量研究方法，探索了目前医学生职业精神教育的教育质量、存在的问题及其原因，提出了涵盖了教育协同、文化育人、教育时机把握等多个方面的对策，旨在通过全员育人、全方位育人、全过程育人的策略，提升医学生职业精神教育的实效性。

总体来看，本书较好地实现了马克思主义理论、思想政治教育理论与中华中医药文化的有机结合，逻辑清晰、内容丰富，可供各医学院校思想政治教育工作队伍以及相关领域的研究人员参阅。囿于作者的研究能力，本书还存在一定的不足，诚恳盼望读者的宝贵意见和批评。

本书的出版获得“北京市第二批重点建设马克思主义学院”项目经费支持，在此表示诚挚感谢！

刘晓英

2024 年 11 月 26 日

目　录

绪　论

医师职业精神有一个漫长的历史，无论是西方的希波克拉底誓言还是中国孙思邈的大医精诚，都体现了东西方医学文化中对从业者价值取向、伦理道德、专业技能、医患沟通等方面的要求。但是医师职业精神只有一个短暂的过去。从20世纪60年代开始，随着生物-社会-心理医学模式的发展、患者权利运动、医患伙伴关系以及医患沟通的兴起，学者们纷纷开始探索医学人文素养、医学伦理道德等内容。到了20世纪90年代，为了对抗医疗重商主义，重塑医疗工作队伍可信赖的形象，西方学者开始聚焦于医师职业精神的相关内容进行深入研究，2002年，《柳叶刀》发布了由美国内科学委员会、美国医师学院和欧洲内科医学联盟共同发起和倡议的《医师宣言新世纪医师职业精神——医师宣言》（medical professionalism in the new millennium: a physician charter）之后，医师职业精神得到了全世界的广泛关注，针对这一领域的系统化，专门的研究也逐渐出现。

2005年第六届中国医师论坛医院管理者峰会上，美国的《医师宣言》被郑重介绍给中国医师协会，中国医师协会承诺加入推行《医师宣言》的活动①，强调加强行业自律，向全社会表达医师的崇高理想和职业追求。2006上海中美医师职业精神高层研讨会提出：医师职业精神的核心，是医师至始至终都要把病人的利益放在第一位。同年，中国医师协会主办的新世纪医师职业精神——医师宣言高层论坛召开，吴阶平院士亲自书写大会主题——沟通、信任，和谐。2008年9月，中国医师协

① 中国医师协会.《中国医师宣言》背景资料，2011-05-26. http://www.cmda.net.

会道德建设委员会委托北大医学部医学人文研究院具体起草《中国医师宣言》，2011 年 5 月中国医师宣言发布，全文提出了“平等仁爱、患者至上、真诚守信、精进审慎、廉洁公正、终身学习”的核心精神，并强调了“弘扬人道主义”和“病人利益至上”的职业精神。

第一节　探索医师职业精神的意义

为什么医师职业精神受到中外医学界的广泛关注？这与现代医学目的模糊、医患关系的构建，医疗技术合理使用，以及医疗的医学学科发展等因素密不可分。随着世界科学水平的发展，医学专业的科学性，技术的复杂性和医疗实践中的人文，社会需求之间发生了冲突。在工具理性的诱惑下，医学的发展不断向技术主义倾斜，却忽视了医学是“人”学，也是社会学。现代医学既是科学技术，也是人文医学，还要承担社会责任，但是当前医疗实践中存在科学主义超过人文主义，技术理性覆盖价值理性的问题。医学是人的医学，但是现代医学中人却逐渐离场，这里的人，不仅是技术在场代替了患者在场，还有医生在技术崇拜和伦理反思之间经常选择前者的情况，也有医生在日复一日枯燥重复的技术操作中，逐渐出现情感淡漠，信仰缺失等精神荒漠化问题。

一、医师职业精神是对医学本质的反思

首先，医师职业精神的探索，是对医学的本质和医疗的目的再次反思。1543 年，维萨里出版了七卷本的《人体的构造》，被认为是现代医学诞生的标志，因为维萨里借助解剖获得了真实系统的关于人体结构的知识，奠定了现代医学发展的科学范式。至此，世界对人体的认识超越了巫医阶段，也修正了盖伦等古代医学专家的错误，理性之光照耀了现代医学的发展。科学是揭开真相，对自然或者社会做出理由充分的观察和研究的活动，在这一活动中，贯穿着一套科学的方法，并可以通过这

类活动，获得符合逻辑和客观实际的系统知识。因为科学具有客观理性的特征，所以能够得到人的信服。科学性，依然是医学满足社会需求，发挥自己价值的前提条件。所以，现代医学依然需要与信息学科、大数据学科等交叉学科中寻找医学知识的增长点，更好的认识和解释人体生命的结构，功能，以及客观规律维护医学知识的科学性。

但是医学的科学性到底应该如何发挥作用？现代医学的诊断和治疗只是集中性的利用了科学，而非“全部的科学”。因为现代医学的技术水平是有限的，人体是一个复杂系统，分子，细胞，器官，组织系统自然形成了一个有机整体。这个系统的运行规律庞大而精妙，现代医学科学还未能在分子水平上掌握生命的奥秘，所以目前医学技术在很多疾病面前还是束手无策（例如高血压等退行性慢性病，艾滋病等免疫系统疾病等）。同时，人体系统确是精妙的，有自愈能力，即便被外界因素干扰，也具有重新恢复平衡的能力，所以目前很多疾病是自限性疾病，依靠人体的免疫力来解决。更不用说没有一模一样的病人，所以临床决策特点就是对个案的高度依赖，这就带来了医疗的不确定性，医生的诊疗也更加重视经验——总之是依据经验，被这样治疗过的人都痊愈了而已，至于技术上的合理性，实际上很难有定论，更何况医疗决策，并不仅仅取决于技术，还要照顾到每个病人的实际情况。

医疗技术的有限性，也促使人们重新反思医学的目的到底是什么？医学，从专业属性来看，就是关于“如何保持健康以及在失去健康后，恢复健康的艺术”①，健康又是什么呢？在中国传统文化中，健的意思是亢奋张扬，康则是从容安宁之意，健康合成一个词，正是体现了静合太极，动分阴阳的中医药文化思想。相应的，对健康的理解也包含两个视角：第一个视角是“健”的视角，强调医学的目的是主动出击，击退病魔，“救死扶伤”，但是“救死扶伤”应该如何落实？技术越来越先进，这个伟大目标反而越来越缥缈了：例如，医疗真的能“救死”吗？有观点认为医学只能挽救“错误的死亡”，即在错误的时间，错误的地点因

① 阿维森纳．阿维森纳医典［M］．朱明，主译．北京：人民卫生出版社，2010.

为错误的原因导致的死亡。如果生命已经进入到最后阶段，这种死亡是不可避免的。不过这个观点并不够彻底，我们现在拥有高营养鼻饲，气管切开术等先进的“救死”技术，导致生与死的界限越来越模糊，什么是“错误的死亡”？医疗应该如何“救死”？

另一个视角，是“康”的视角，倡导加强人体的抵抗能力来抵御疾病以及与疾病和平共存，那么医疗的目的就不是“治愈疾病”，而是减轻患者痛苦。这一观点的精辟之处在于透过疾病，把医学的对象聚焦到了人的“痛苦”上，强调了医学的人文属性。但是这一结论却引出了更多的问题：医学的工作对象是痛苦还是疾病？控制了疾病，延长了寿命，但是却给病人留下了深重的痛苦，这是好的医疗还是坏的医疗？如果定义为好的医疗，那可能带来技术的滥用，如果是坏的医疗，那是不是意味着如果经过救治之后病人依然在痛苦之中，就不应该给予救治？

综上，医乃仁术，医学专业是科学精神与人文精神的统一，完善的生命科学知识体系是医学的基础。但是医学学科的发展并不为增长这些知识，恰恰相反，医学应该以人文精神为发展的最终目标。二十世纪以来出现了“技术在前面飞，伦理在后面追”的问题，医学技术发展和人文发展出现了严重错位，科学技术的发展远超医疗文化的进化，出现这样的悖论，与医学发展缺乏哲学基础有深刻的关系。应该如何将价值理性重新带回医学专业？如何做到医学人文，医学信仰，医学伦理与医学技术协同发展？这就需要对医疗行为进行伦理和道德的审视，既要从科学的视角看待医学，也要学会从哲学和伦理方面去看待医学，这是医师职业精神的第一重价值。

二、医师职业精神是对医疗实践的审视

首先，大型医院让医疗知识和服务从传统的人性化转为现代的组织化。组织化的技术和知识是一把双刃剑，既是医生职业权力的来源，又是医生承受社会批判的导火索。现代医学技术的发展，把医生捧上了神坛，医生享受公众对医疗科学技术的信任，医学技术的优先性又让医生

面对公众对科学的失望和批判。医生应该如何有效使用知识从而保持社会地位和体面的生活，又与患者建立互信利他的关系？既坚持合理的财富诉求，又坚持职业底线和操守？既遵守各项医疗规定，又能够灵活处理，不以规则为借口推诿责任，更不在漫长的标准化操作中失去对生命的珍惜和怜悯？医学话语枯燥乏味，而且充斥着令外部人员悲伤和恐惧。在医生眼中“有价值的案例”可能包含着毁灭性的疾病。如何平衡医疗技术的进步和医学人文的关怀？

医疗组织化增加了外部监督的困难，在内部，医务工作人员有“不揭短”，不批评同行的潜规则，这虽然有利于医务人员队伍的团结，维护了医学专业的声誉，但是客观上也强化了医患之间的隔阂。医疗组织化，既能更有效的服务人类健康事业，发展到一定阶段又出现了医疗与社会大众的疏离，人们的生活水平越来越高，对健康越来越关注，医疗和生活的距离越来越近，但是医疗却也和社会的普通人民的距离越来越远。社会距离的扩大，也带来了医学关系中的更多参与者。

互联网的普及带来知识的民主化变革，患者及其家属可以从多个渠道获取治疗信息，期待得到医生的回应和尊重，也期待有更多机会可以参与到医疗决策中，但是另一个方面，大部分患者从网络上获得的医疗信息可靠性不高，而且随着医疗技术的发展，医疗决策越来越精细，也越来越复杂，没有受过专业训练的患者未必能做出最符合自己利益的决策。职业规则和权力约束被赋予了保护自己和保护病人双重内涵①。强调医疗规则，是承认医疗的局限，重视医患之间的配合，这不是否认医学的专业性和医生的权威性，恰恰相反，这是加强了医学的专业性。

三、医师职业精神是对医生决策的指引

现代医生既要用有限的知识为公众服务，又要维护患者的利益最大化，还要尽量保证医学实践和医疗机构的利益，医生在工作过程中，既

① 张大庆. 医学人文学导论［M］. 北京：科学出版社，2013：25-27.

要处理技术关系，又要处理非技术关系，也就出现了工作中的决策悖论，这既是医师职业精神中最难以理解和把握的内容，也是医师职业精神的一个重要组成部分：

第一，医生既要在清晰的知识图谱指导下工作，又要有创造性的工作。医学知识体系庞大，是被社会公认的学习压力最大的专业之一，一位医学本科生的教科书和练习册摞起来可能有一人高，被同学们戏称为“攀登医学的高峰”。有一套系统的清晰的知识谱系，是成熟医学的重要标志。但是知识谱系对于医生来说是一把双刃剑，它既可以为医疗工作提供清晰的思维路线，又有可能妨碍医生对患者个性化的关怀，还可能阻止医生的创新和探索，这个矛盾需要医生用创造力来解决。医生创造性的发挥，需要医患之间建立“生死相托，精诚合作”的信任关系，实际上医学上每一次技术的重大进步，都是医生，患者，家属共同努力，坚持下去的结果，“信任并不能消减医学技术的不确定性，但是却可以大大减少不确定性带来的猜忌和焦虑”①，优秀的医生在做医疗决策的时候，既要严谨，又要保持开放思维和独立判断，才能和患者一起，做出最恰当的诊疗方案。

第二，医生既要向患者投入感情，又不能太投入感情。十九世纪末，约翰·霍普金斯大学医学院教授威廉·奥斯勒作为嘉宾出席宾夕法尼亚大学医学院的毕业典礼。他在典礼上选用了一个古老的拉丁词汇“Aequanimitas”，这一词汇被我国学者翻译为“淡定”②，他围绕着个词做了一次主题发言，认为虽然医生良好临床技能和态度是非常重要的，但是做一个好医生，还要注意培养沉着冷静，适当地与突发事件剥离，保持稳定的心理状态，冷静理性的选择治疗策略。但是，医生也是人，也同样存在情感的困惑。所以，医生既有来自专业训练的淡定冷静理性，也有自己的情感与偏好，又不能“用情太深”，过于“入戏”会让医生无法保持客观理性，临床决策反而容易患得患失。所以，医生需要让情感

① 薄世宁．命悬一线，我不放手［M］．北京：北京联合出版公司，2023.

② 张大庆．医学人文学导论［M］．北京：科学出版社，2013：11.

处于理性控制之下。同时，又要有科学的信念支撑医疗决策。

第三，医生既要追求崇高的道德理想，又要面对经济利益冲突问题。有人认为，只有牧师、律师和医生才能被称之为“职业”，因为这三个职业分别负责“协调人与神的关系、人与其他人或者国家的关系，以及协调人与自身生物环境之间的关系”①。牧师负责关照人的信仰和终极关怀，工作对象是人的精神世界；律师负责协调社会矛盾，工作对象是人所构成的社会群体；医生负责改善人的健康状态，工作对象是单个的具体的人。有了单个的健康的人，人才能正常参与社会分工，也才需要协调自己和他人的关系，以及人在身体抱恙的时候，最需要信仰和终极关怀，所以从事这份工作的人，一定是“一个纯粹的人”，一个“脱离了低级趣味”的人。医生的道德纯粹，来自于对生命的敬畏，正如史怀哲的敬畏伦理学所表达的那样，在所有人类财富中，生命是最宝贵的。医生手握着患者的生死大事，是神圣的职业，一个没有医德的医生可以轻易摧毁他人的人生，对于普通人来说只要不作恶即为好人，而医生必须要有善良的人格，崇高的道德和丰满的人性，大爱无疆应该成为医生的职业理想，医者的奉献精神，是穿越时空的，贯穿古今的全人类共同的精神财富。

医师职业精神的探索，就是医生职业生活的“镜”与“灯”。医师职业精神，代表着医务工作者对自我身份的确认和归属。任何行业要立得住、行得远，就要有基于行业特色的独特精神境界，医师职业精神，是每一代医护人员传承下来的精神风貌、思维方式，道德准则和价值取向等精神财富，不但发挥医疗行业粘合剂，助推器的作用，而且还是医疗从业者精神进步和价值取向的导航灯。面对医疗工作的多重张力，医护人员需要职业精神作为一面确认自我，反省自我的镜子，为医务人员克服傲慢，冷漠和贪婪这“三大敌人”② 提供动力和精神支持。

① Kogan M. Toward a Definition of Profession[J]. 1953, 23.

② 威廉奥斯勒在《生活之道》中提出傲慢，冷漠与贪婪是医生的三大敌人。

第二节　医学生职业精神教育的独特价值

上面讨论了医师职业精神在医学学科，医疗实践以及医师角色重塑方面所能发挥的重要的作用，所以近年来，医师职业精神在医学生培养中处于越来越重要的地位。但是这里又出现了新的问题：在医学生高等教育体系中，已经包含了医德教育，医学人文教育，医学伦理教育，还有思想政治教育和职业发展教育，这些教育似乎都可以代替一部分职业精神教育，为什么还需要再专门研究职业精神教育呢？医学生的职业精神教育有哪些独特的价值呢？

一、医学生职业精神教育具有独特的教育目的

对医学生职业精神教育问题进行探索，最初来自于医学生的思想问题：曾经有一名临床医学专业硕士研究生，于毕业当年成功入职北京一家二甲医院，但是一个月以后，就回学校要求重新择业，原因是入职一个月以来，从未整点下过班，工作压力太大了。的确，医学生繁重学习压力，医生忙碌的行医工作，几乎无法给其他活动留下空间。调研数据显示，中国医生每周平均工作 5.8 天，21.67% 的受访医生平均每周工作 6～7 天，52.89% 的医生每天仅出诊一线工作，就要占用 8～10 个小时①。再加上学习，科研以及教学等工作，似乎只要选择了医疗工作，人际交往，娱乐甚至家庭，都成为让人分心的诱惑。全身心投入到医疗事业，还可能让医生产生“怨怼”，感到社会上其他所有的人都无法体会到医生为了这份职业牺牲了什么，又承担了什么样的压力。在这样的背景下，教育者们继续忙于传授各类医疗知识，忽略了与学生所在的实

① 闫泽华，吴英发，王天夫，等. 中国医师群体特征与工作状况［M］. 北京：社会科学文献出版社，2023：94-99.

际生活世界的互动，可能会教育出拥有优异的学业成绩却对医学职业一无所知的医学生。

除此之外，还有对医疗行业的“矮化”现象；例如有的同学觉得医疗行业“挣得少，耗时长，压力大”，医患关系也比较敏感，所以从事这份职业很不“合算”，选择医学专业的大学生都是“笨蛋”，不可否认，受到国家政策，医患关系、学业压力、就业压力等各方面因素的影响，部分医学生可能会在思想上产生一些困扰，如果不及时加以教育引导，会影响大学生独立思考的能力和对医疗行业的认同感。

医学是什么？医生职业又是什么？医学还值得学习吗？医生职业是否还有意义？这些问题都是医学高等教育需要解决的基本问题，但是很难在其他教育中得到解答。因为医学伦理教育倾向于理论，原则和临床决策的教育；职业指导教育倾向于职业选择和人生选择教育，而思政教育则倾向于一般性的宏大叙事，都无法很好的回应医学生对医疗职业的误解和迷茫。医学生的培养，需要兼顾高等教育和职业教育双重功能，所以培养医学生的职业精神也是世界范围内对医学生的要求。新时代的医学生培养，不仅要着眼专业知识和技能，培养“医术精湛”的医疗事业接班人，更要贯彻“全人教育”理念，加强医学生职业精神引领，帮助医学生提升综合素质。

二、医学生职业精神教育是对其他教育的有力支撑

首先，医学生职业精神教育，是提升医学院校思政教育实效的切入点。思想政治工作从根本上说是做人的工作，必须围绕学生、关照学生、服务学生，还要针对学生在思想认识方面存在的困惑，提供针对性解读。对于医学生而言，他们未来的职业和前途，是他们的核心利益和最关注的问题。医学生职业精神教育，是专业教育与思政教育相结合的“接口”，也是医学院校思政教育的特色。

其次，医学生职业精神教育，是推动我国医学模式转化的支撑点。20 世纪六七十年代以来，全球医学模式从生物医学模式转向了生物-心

理-社会的医学模式。在生物医学模式下，医疗实践着眼于“生病的器官”，但是生物-心理-社会的医学模式强调将患者看作一个整体进行系统分析，既要从科学的角度去分析疾病，也要从社会和心理的角度关注引起这些疾病的因素，所以现代医学模式提倡医师不仅仅要从医学角度给出治疗方案，而且还要从心理和社会角度，提供疾病的预防、保健等全方位的优质服务，医学生的培养目标，也从重视个人能力和特质，转向把医生看作组织中的专业化人才，医务人员既要有较高的个人的知识技能水平、道德修养，还要尊重患者权利、对患者要有同理心，同时，医务人员在医疗组织内部的团队合作，责任心也很重要，同时还要能服务社区，提升整体社会福利。可以说，医学学科自身的发展，本身就强调了医学生不仅需要有精湛的医术，更需要有职业精神。

最后，医学生职业精神的教育，是解决我国医疗改革难题的着力点。从 2005 年国务院发展研究中心发布“医改基本不成功”的结论后，在过去近二十年时间，有关我国医疗体制改革的争论持续不断，其中一个重要议题是：如何看待医疗服务市场化的影响？一种观点认为，市场的逐利属性会推高医疗费用，影响医患关系，是我国医改效果不佳的主要原因；另一种观点认为行政化办医模式导致医疗资源配置不均衡才是影响医改实效的重要原因，相反，市场机制有利于扩大医疗资源供给，改善医院服务水平。

2019 年《中华人民共和国基本医疗卫生与健康促进法》第三条指出“医疗卫生事业应当坚持公益性原则”，表明了社会主义基本制度下医疗卫生事业的性质和定位。同时，党的二十大报告指出：“要充分发挥市场在资源配置中的决定性作用”，这两个文件为解决医改难题提供了基本方向：公益是社会主义医疗事业的基本原则，同时引入市场机制是发展医疗事业的重要路径，这两者并不矛盾，而且可以有机结合。医疗体制改革想要取得良好的效果，就要一方面引入市场竞争机制，让医疗资源的供给更加均衡和丰富，一方面又能照顾到医疗的公益属性，让每个有需要的病人都得到合理、及时的照护？当然，这是个系统性的难题，需要政府、医疗行业、社会、医学院校等各大主体通力合作。但是有一支高素质的临床医师队伍，这支队伍能够具有较高的职业精神，具有公正的分配医疗资源的常识和能力，显然是医改的一个重要的着力点。

正如马克思所说："如果我们的生活条件容许我们选择任何一种职业，那么我们就可以选择一种使我们最有尊严的职业"，所谓"尊严就是最能使人高尚起来、使他的活动和他的一切努力具有高尚品质的东西"①，这种高尚的东西，就是职业精神的价值内核，是否认同，接纳，并将这些价值内化，是职业人士和外行的最根本的区别。加强对医学生职业精神的培养，既是深化我国医疗体制改革的，培养优质医疗人才的内在诉求，也是高等医学院校"立德树人"，满足医学生个体思想发展需求的题中之议，更是现代医学模式的内在诉求，开展医学生职业精神教育，具有重要的理论和现实价值。

第三节　当前医师职业精神教育存在的问题

目前医学生职业精神教育的研究和实践方面，都存在一些理论上和实践上的问题。

一、理论问题

2015 年 4 月 1 日，David Blumenthal 和 William Hsiao 在最新一期《新英格兰医学杂志》称，"对于职业精神，中国的医生既没有历史上的概念，又没有一个独立的学会可以依赖。因此，中国医生没有机会形成医学职业的标准，或者独立的公民社会来支撑职业精神。""缺乏广泛拥有的、传统的职业精神，这令中国创建一支其领导人和民众都信任的医疗保健队伍的努力变得复杂。"所以，他们认为中国需要通过任命有强烈职业精神的"示范"人物来领导医疗机构和医院，促进医疗行业的自

① 马克思，恩格斯. 马克思恩格斯全集：第 40 卷［M］. 北京：人民出版社，1982：6.

我监管，从而设定道德指南。长期来看，如果没有职业精神，中国将不会解决利用患者获取收入这一问题。”这个观点我们当然是不接受的，不过其中所体现的西方式的文化傲慢也引起我们的思考：医学生职业精神的教育，离不开对医师职业精神的理论构建。我们是要继续沿用西方理论模式，还是要探索我国自己的模式？

西方医师职业精神并非通用法则。以 2002《医师宣言》为例，该宣言贯穿着三个基本原则：患者利益首位原则、患者自主原则和社会公平原则，但是，这三个原则并不是任何超越历史条件和文化传统的通用法则。

《医师宣言》提出的第一条原则是将患者利益放在首位，目的是构建医患信任关系，弘扬医疗领域的利他主义精神，对抗市场力量对医疗行业的腐蚀，避免医疗队伍的堕落。但是医生处于专业技术优势地位，以及信息优势地位，所以在医患关系中，医生处于强势地位，处于强势地位的人，如何发自内心的保护弱势地位的人的利益？这就需要每一位投身医学职业的人士毕生中对生命意义与独立职业价值的追索，要无条件、无理由的“善”与“向善”（前者是职业价值归依，后者是职业过程的体验与追求）。在西方，医疗的这种奉献精神，是与基督教的博爱紧密联系的（例如林巧稚大夫就是虔诚的基督教徒）。那中国呢？我们并没有宗教的土壤，那么医疗行业的终极价值关怀在什么位置？这就要在我们的优秀传统文化，红色革命文化和社会文化中寻找答案的。

《医师宣言》提出的第二条原则是保护患者自主权的原则。尊重原则是医学伦理的基本原则。每个人都有权利进行自我选择、自由行动或依照个人的意愿做自我管理与决策。尊重，就是对人的这种自主性权利的尊重。医生必须尊重患者的知情权，也要尊重患者对自己应该接受何种治疗所作出的决定。但是医生到底应该尊重患者到何种地步？如果患者决定放弃治疗，医生要不要听患者的呢？例如 2017 年美国有个典型案例，一名 70 岁美国男性因为意识丧失而被急救人员送入医院，但是他的胸口用醒目的刺青刺着：DNR（Do Not Resuscitate）。美国的医生查询了州医疗数据库，确定了该刺青为患者真实意思表示，于是任其自然死亡。

中国的医生会做出同样的决策吗？

中西方的生命伦理传统不同，西方生命伦理以社会民主和个人自由为基本价值取向，强调个人是自己利益的主体，是全人类发展的基本单位，所以西方医疗实践中会严格遵守患者的个人意愿。但是我国生命伦理以集体为价值取向，家庭是社会发展的基本单位，个人的自由不能超越个人需要承担的集体责任。身体发肤，受之父母，人不可以自由选择结束生命，而要综合整个家庭的意见。医务人员也要承担起集体责任，不应该简单的接受患者做不好的决定，而是应该动用自己的专业知识和共情能力，将患者“不好”的决策转为“好”决策。这种中式医疗责任观到底是好事还是坏事呢？有人认为这是好事，体现了我们传统的仁爱精神，也有人认为这是坏事，属于根深蒂固的“家长主义”传统，实际上是对患者的不尊重。这样针锋相对的观点，揭示了尊重原则的内部张力：如何既能保证医生发挥了自己的专业特长，尽到了医者责任的同时，又能充分尊重患者的决策权？这个平衡已然超出了医疗的科学性和道德性的范畴，而体现的是医疗艺术了，在具体实施过程中，要受到不同社会制度和文化背景的约束。

《医师宣言》提出的第三条原则是社会公平原则。这一原则指向的是医疗资源的分配问题。公平原则，既包括宏观上政府对医疗事业在总量和结构上的合理支持，也包括每一位医务工作人员在工作中应该尽量消除歧视，不能因为患者的民族，性别，宗教信仰，社会地位以及经济条件不同而受到不公平的对待。随着全球工业化水平的提升，市场机制在资源配置中起到了决定性的作用，因为这是目前来说最有效率的配置方式，但是市场存在失灵的问题，资本会涌向最有利润，而非全社会最需要的地方，以及从分配结果来看，市场有可能会出现马太效应，社会公平原则，就是为了对抗市场失灵，确保医疗资源的公平分配。

西方的公平原则，是建立在西方完全市场化的社会制度背景下的，西方是“场内国家”，所以他们把医患关系理解为契约关系，维护社会公平是医务人员的契约责任。而我国强调公权为中心，结合了大一统社会的理想，国家意志至上，整体利益优先，属于“制内市场”。基本经济体制不同，医疗行业的运行特点也不同。2020 年全国抗击新冠病毒最艰难的时候，医务人员奋勇争先，深入疫情一线的行为，超越了西方职业精神研究中的医疗契约框架，展示了我国特有的集体主义精神和坚持人民立场的政治底色，形成了我国独特的医师职业精神。综上，医师职业精神的理论构建，需要结合国家历史底蕴，社会经济关系，医疗文化等因素，综合考虑。不可否认，我国医师职业精神的理论构建需要借鉴世界文明的智慧，但是更需要强调中华民族的文化主体性。与强调规范，利益和责任不同，中国的医师职业精神的研究，拥有更广阔的文化视野和道德底蕴。如何构建中国特色医师职业精神，这是一个重要的理论问题。

二、实践问题

2020 年，国务院办公厅印发的《关于加快医学教育创新发展的指导意见》中指出要“加强救死扶伤的道术、心中有爱的仁术、知识扎实的学术、本领过硬的技术、方法科学的艺术的教育，培养医德高尚、医术精湛的人民健康守护者”。“五术”教育高度概括了当代医学院校的教育目标，也是医学生职业精神教育的重要指导思想。

目前关于医学人文、医德、医学伦理，还有医学生思想道德素养，职业理想，职业承诺等方面的研究不少，但是定性研究多，定量研究少。到底应该如何“加强”五术教育？什么样的职业精神教育才是有效的教育？这需要开展定量研究：例如医学生对当前医疗行业到底是如何看待的？他们对当前职业精神相关教育的满意度究竟如何？现行的教育方案是否能够满足学生的期待？这些问题都需要用数据作答。

据此，本书的主要内容共分为三部分：第一，医学生职业精神教育的理论基础。本研究面临的第一个问题就是沥清医学精神的内容和结构，探索如何在中国传统文化框架下，提出具有中国文化特色的医学职业精神内涵。同时，还要针对医学生这一特定群体，探索医师职业精神的内容和结构，形成可操作性的定义。第二，实证研究。在理论研究的基础上，通过个体访谈和大样本问卷调研收集数据，进行描述性分析和探索性分析，以期对现有的医学生职业精神发展水平和教育实效进行分析，并以数据为依据，分析现有医学生职业精神教育所存在的问题，以及影响医学生职业精神教育的因素。第三，关于提升医学生职业精神教育实效的对策研究。医学生职业精神教育模式包含四个基本要素：教育的目标和原则、教育的内容、教育的路径以及教育的保障措施，包括师资、教学平台以及教育环境等。本研究将从以上框架着手，结合教育现状，分析提升医学生职业精神教育实效的对策，形成研究结论。

第一章　医学生职业精神教育的理论构建

职业是个人在社会中所从事的相对稳定的、专门类别的、作为主要生活来源的工作。职业是社会分工的产物，代表了个体的经济地位、社会角色、生活方式、乃至思想情趣水平，体现着个人在社会中由职业所维系的社会关系、社会期望、社会支持以及社会地位。精神是人脑对客观物质世界的反映，是人的意识活动内容和活动成果的总称，其内涵比较宽泛。《现代汉语词典》对“精神”有以下三方面的基本释意：①有活力，有生气的精神风貌；②意识、思维活动等一般心理状态；③宗旨或主要意义。相应的，医师职业精神是从业者对职业这一客观事物的主观反映，那么其就可以包括：①医护人员群体的外在风貌和精神气质，②医师对医学职业的认知、态度、以及行为倾向等心理状态，③医学文化传统所孕育而出的价值追求。

从上述词义分析来看，医师职业精神就是职业作风、职业道德、职业伦理、以及职业人文精神的合集，那么医师职业精神与其他相关概念的区别是什么？我们应该把什么样的职业精神传递给医学生们（即未来的医生们）？这是本章需要解决的问题。

第一节　医师职业精神的概念

我国医师职业精神的研究所遇到的第一个问题是翻译。Medical 在中文中可以翻译为医学，医师和医疗，医学侧重知识体系，医疗侧重诊疗实践，医师强调医疗实践主体，任何一种精神的主体都是人，价值取向，伦理选择，思维方式都要在人身上体现出来，也要靠人的工作去实践落实，医师是职业精神的创造者和传承者，职业精神也是为了解决医师群体的困惑，规范医师群体的行为，所以将 Medical 翻译为医师较为合理。Professionalism 可以翻译为专业精神和职业精神，如果将 Medical 翻译为医学，那么 Professionalism 翻译为专业精神是合理的，但是如果前者被翻译为医师的话，Professionalism 翻译为职业精神则更为恰当。所以，Medical Professionalism 翻译为医师职业精神。

2005 年，医师职业精神被介绍进了中国，2006—2007 年间，孙福川、王明旭、张文、邱仁宗、杜治政、李本富、顾晋、胡林英、李恩昌等学者发表了一系列文章，对职业精神的内涵进行了系统探索，这一系列文章主要发表于《中国医学伦理学》、《医学与哲学》等杂志。2007—2008 年，随着几个医师职业精神研究中心的建立，这一命题的研究掀起了一个小热潮。2008 年 10 月，北京大学医学部中美医师职业精神研究中心正式成立。2009 年，受中国医师协会委托，北京大学人民医院成立了中国医师临床医师职业精神研究中心。这两个研究中心围绕我国医师职业精神的理论构建展开了一系列讨论。

一、医师职业精神是何

职业精神，顾名思义，其内涵必然与某类职业的特征紧密相连。所以，职业精神应该包含三个核心要素①：第一，职业精神必须要建立在某种专门知识基础上；第二，职业的从业者必须遵守一定的规范（self-regulation）；第三，从业者对工作对象（client）的利益保护和信托责任（fiduciary re-sponsibility）。这三个核心要素，构成了解析医师职业精神概念内涵的三个视角：

① Sullivan W. What is left for professionalism after managed care?[J]. Hastings Center Report, 1999(19): 7-13.

（一）基于特质–胜任力的医师职业精神

专业化的知识，是职业的重要属性，也是职业和工作的区别。这些知识往往由通过科学研究与逻辑分析而获致的抽象原则所组成，而且是社会持续运转的必要条件，只有获得社会对专业知识的尊重和信任的时候，职业才具有排他性的权力，从而维持稳固的地位。专业性这一属性，也把职业和工作这两个词区分开了。医学是一门严谨的科学，必然会对从业者有着严格的专业技能和心态的要求。如果说从宏观上来看职业精神体现的是某一种职业的文化沉淀，那么这种文化沉淀表现在医师身上，内化为个体与职业相关的心理品质，这些品质就可以具象化为医师职业精神特质（attributes）①。

对医师特质的探索可以追溯到两千多年前，罗马百科全书的编纂者塞尔苏斯（Selsus）就提出了医生的特质概念，认为医生应该是“年轻人，至少不算老，手臂强壮有力，左右手一样灵活，视力敏锐，具有勇敢无畏的精神，心怀悲悯之心，既渴望治愈患者但是却又不受患者眼泪的左右，他们工作起来泰然自若，完全不受患者干扰”②。随着医学的专业化，人文化和伦理化发展，当代医生特质逐渐包含了胜任力、担当、保密、利他、诚信、廉正、伦理准则、道德、责任等医师的特质。

卡尔曼认为，认为医学职业和精神的特质包括：明确无误的表示愿意成为医生，全身心投入医生这种职业中；对学习的热情，学习就是终身学习的过程，需要承担起继续学习的责任，而且要培养自己对于学习的热情；尊重生命，团队合作；有同情，关心，体谅的心理特质；伦理学，尽管学生可能在媒体上了解一些医学伦理难题，但是并没有亲身经历的机会，他们会在医学院学到很多相关知识，并逐渐培养起自己的价值观和信仰，要学习如何从一个新的视角理解问题，并理解其他人的反

① 克鲁斯．医学职业精神培育［M］．刘惠军，唐健，陆宇宏，译．北京：北京大学医学出版社，2013：12–17.

② Garnsey P. Doctors and diseases in the Roman Empire[J]. Medical History, 1989, 33(4): 2024–2025.

对意见；对健康和疾病的关注和兴趣，求知欲，研究欲旺盛，具有相当的交流能力和拥护者”①，Mark D. Holden（2015）② 提出，医师职业精神的发展过程就是做一名胜任的人道主义的医生所必需的知识，技能，价值和行为，与个人独特的个性以及核心价值之间的整合过程。综合分析，医师职业特质可以分为以下三类：

首先，医师职业精神包含了医学专业的特质。一名合格的医生要有相关的医学学位，并基础理论，诊断，药学，药理，解剖学、生理学、病理学、内科学、外科学、妇科学、儿科等，在技能方面，要学会基本的医疗器械使用方法，以及可以分析相关检查结果。另外，还要保持一些通用技能，包括良好的观察力和决断力，传播新知识的能力等。

其次，医师职业精神还包含了医生独特的心理特质。《医生的培训：英国医学会医学教育委员会报告（1948）》提出了“医生还要能够在面对非同寻常意外情况的时候，足智多谋应对有术”吻合。镇定是医学的必备技能，在压力下工作，处理不常见以及意料之外问题的能力，有勇气做出困难的决定，判断优先级并以最合适的方式行动。另外，医生还要拥有的医学专业思维，要像一个医生那样思考，既有促进身心健康的正确观点，也有将患者的生物特征、心理特征和社会特征相结合进行系统思考的水平。

最后，医师职业精神还包含了人文特质，包括文学、哲学、历史、艺术、音乐、法律、经济、政治、神学和人类学等基础知识。这些东西并不仅仅代表“绅士品格”，或者是作为“医疗彬彬有礼的装饰”③，更重要的，医学生需要基于这些知识结构做出谨慎且正确的决策。医生对患者耐心的，投入更多的时间，表现出自己对患者的关心等。

---

① 协和百年医学教育译丛翻译小组. 卡尔曼医学教育史［M］. 北京：中国协和医科大学出版社，2014：245，301-306.

② Holden MD, Buck E, Luk J, et al. Professional identity formation: Creating a longitudinal framework through TIME (transformation in medical education) [J]. Academic Medicine, 2015, 90(6): 761-767.

③ 张大庆. 医学史十五讲［M］. 北京：北京大学出版社，2007：324-325.

为什么医师需要有以上特质？所谓特质，无非是医师为了适应职业规范要求而表现出来的独特的人格和行为特点。所以要从特质-胜任力的角度分析医师职业精神，就不可以避免的要涉及到第二个角度，责任-规范视角。

（二）基于责任-规范的医师职业精神

有学者提出医学专业精神是指“专业在形成和发展过程中逐渐积累的一种对专业社会责任和专业人员的行为规范的总认识”①，这是关于医师职业精神的第二个视角，如果说从医师特质来分析职业精神，是从医学学科发展出发来探讨的，那么责任-规范视角就是从医学与社会互动的角度展开讨论的。从社会化理论来看，规则是建立在社会契约基础上的义务和责任，“医师职业精神是我们医师群体对社会的一个承诺，包括尊重患者，置患者的利益于首位、行业自律和通过专业培训达到技术的胜任等”②。这种规则来自于社会群体之间的权利和义务的认同，即社会契约。

理查德·克鲁兹（2013）③ 认为，医疗行业因为其专业性享受了来自社会的一定自主权，权利义务是相统一的，医务人员也有遵守专业技术和规范的义务，职业精神就是医务人员的社会义务。医务人员相对于患者，处于知识权威的地位，社会赋予医护人员一定的实践自主权，较高的职业地位等与权威地位相匹配的权利，同时也期待医务人员具有高超的技艺，无私奉献的精神、诚实负责的工作态度。医师职业精神就成了“一套制度规范的合集”④，这些行为规范是医师群体在履行对社会的承诺。

---

① 杜治政．关于医学专业精神的几个问题［J］．中国医学人文评论，2014（00）：6-13.

② 陈啸宏．医师职业精神是医师群体对社会的承诺［J］．中国医学伦理学，2013，26（2）：135-135.

③ 克鲁斯．医学职业精神培育［M］．刘惠军，唐健，陆宇宏，译．北京：北京大学医学出版社，2013.

④ 尹秀云．医师职业精神的历史演变［J］．医学与哲学，2023，44（24）：8-13.

医患之间的社会距离不断扩大，意味着医疗中需要容纳更多的参与者和参与规则。所以，强调医师的责任和行为规范，是为了适应医疗领域中多元化的利益关系。高流动性的现代社会，让医患之间变成了“最熟悉的陌生人”，与传统“一桌一椅一医一患”的简单且亲密的关系不同，现代医生，一方面要做到医生以病人利益为首位，同时还要承担各类角色，诸如“教育家的咨询者，法庭的咨询者，医生是科学家、教育家和社会工作者”，“医生要随时准备与团队合作，与其无个人经济私利服务的人群保持密切的联系”①。

另外，强调医师的责任和行为规范，还为了弥补医德调节医疗关系的不足。道德属于公众意见，而不是法律，公众意见对各类义务总是充满了含糊其辞的宽容，以至允许和禁止，公正和不公之间的界限被个人以“一种武断的形式”② 移动，道德含糊不清，反复无常，就无法形成纪律，规范，或者法律等更有强制性和确定性的约束。1794 年，托马斯·帕茨瓦尔受曼彻斯特皇家医院所托，写了指导手册以解决医院里来自不同学术背景（大学、医院、学徒）的职员之间的分歧，直接动机就是托马斯意识到，仅仅依靠医生的“绅士风度”并不能避免有损患者利益和医生公众形象的纷争和不良行为。这本书被命名为《医学伦理学》于 1803 年发表，意味着医师的行为规范从道德自律走向了行业规范。二战之后，国际医学组织出台了一系列诸如纽伦堡法典、《日内瓦宣言》、《医学伦理学日内瓦协议法》，赫尔辛基宣言等行为规范，从 2002 年美国《医师宣言》的具体内容来看，该宣言提出了医师职业所需要遵守的三个基本原则和十个基本行为规范，成为了世界范围内公认的医疗实践中的明确行为准则。在该宣言的启发下，学者们纷纷从责任-规范的视角去解析医师职业精神的内涵，这些具体的行业规范，也让医师职业精神和医学伦理，医德，医学人文有了具体的区别。

---

① 西格里斯. 医生在现代社会中的社会角色与社会地位［J］. 徐明明，译. 社会福利（理论版），2015（11）：1-5.

② 涂尔干. 社会分工论［M］. 渠敬东，译. 北京：生活·读书·新知三联书店，2020：14.

可否认为职业精神单纯理解为责任规范呢？或者说当一名医师严格遵守医疗规范，承担专业责任，他是否就是一位专业的医师呢？可能这样的医师又会缺少人情味。从帕斯瓦尔出版《医学伦理学》一书到现在两百年间，医疗制度越来越健全，程序越来越完善，效率也越来越高。但是医疗越来越让人满意了吗？可见，把职业精神仅仅当做对规范的遵守，医疗就会异化。医者仁术的，“仁”的意思不仅是保护病人利益，医生也是人，也要肯定医生作为人的正当权利，更强调医生和患者之间以“仁”为基本原则建立良好的人际关系，毕竟“职业精神理念主要支配主体行为的利益抉择和价值取向，并以主动、自觉的作为或不作为体现出来”①，对规则的强调的必须以涵养德性为前提，以成就德性为取向，这就是医师职业精神的第三个视角：道德-价值视角。

（三）基于道德-价值视角的医师职业精神

虽然当代医学强调规则和责任，但是实际上医师职业精神最早期初，是在罗马时期，是一名叫做 Scribonius 的罗马医生，他认为这是“一种对苦难者施以共情或怜悯的承诺”②，可以说这一概念的初心就是强调对医疗价值追索。

有一种观点认为：随着科学技术的发展，现代医学的发展方向是专业化，精准化和科学化，与之相匹配的医师职业精神自然要强调责任与规范。这个观点只对了一半，实际上，随着科学技术的发展，对科学技术的价值拷问也应该，而且正在同步发展，医师职业精神所蕴含的德性价值，永不过时。

1990 年，二十六岁的美国妇女特丽·夏沃因心脏病导致脑损伤，确诊为“永久性植物状态”。八年以后，她的丈夫向法院申请拔除进食管，让她自然死亡，但是她的父母反对，于是双方进行了长达 6 年的拉锯战。

---

① 尹梅，任守双，方毅，等. 医师职业精神养成基本规律研究［J］. 医学与哲学，2012，33（5）：45-48.

② Hamilton J S. Scribonius Largus on the medical profession[J]. Bulletin of the History of Medicine, 1986, 60(2): 209-16.

2001 年，两家法院做出不同的判决，她的进食管被插拔一次。2003 年在法院的支持下，进食管被再次拔去，但是在州长和议会的帮助下再次插上了进食管。直到 2004 年佛罗里达州最高法裁决州长干预司法是违宪行为，特丽被再次拔除了进食管，2004 年 3 月 31 日她去世了。特丽夏沃到底是否应该继续维持生命体征？这并不仅取决于医疗规范是如何规定的，更重要的是取决于人们对“什么是生命”的价值探索：例如，人的寿命，是应该遵循自然规律，保证每个人享受天年，还是应该使用各类技术手段人为延长？应该有条件的保护生命还是无条件的保护生命？应该从人的生理价值来评估生命还是从社会价值来评估生命？

这些问题，虽然都可以根据诊疗指南、医学伦理或者医师相关法等形式进行一些规定，但是最终还是要在医生和患者的良性互动中才能落实的，解决上述问题，医生的医疗水平固然重要，同时医生对生命的哲学思考，对患者的感同身受，自己的良心反思，也发挥了重要的作用。在这一阶段，医生不再是价值中立的科学工作者，而要积极参与到伦理反思和评价中去。可以说，医疗实践规范，医学伦理原则，本身都来自于人为的构造，医疗因何而开展，医学伦理道德因而定，医疗如何实现其功能，都受制于特定的价值判断。所以，我们还需要从道德-价值观视角分析医师职业精神。

医师职业精神中最根本的价值追求，就是以患者为中心。无论是西方的希波克拉底的“无论至如何处，遇男遇女，贵人及奴婢，我之唯一目的，为病家谋幸福”，还是东方的孙思邈的“凡大医治病，必当安神定志，无欲无求，先发大慈恻隐之心，誓愿救含灵之苦”都体现了这一基本价值观。

首先，以患者为中心，号召医师要有利他精神，要为患者奉献，在诸如医护、患者隐私信息保护、患者知情同意以及商业行为方面，要坚持职业道德原则和底线，要以病人的利益为重。正如 1949 年，医学世界医学会形成了《日内瓦宣言》是现代医学最早且最具有代表性的医师宣言之一，这一宣言强调：“在我被吸收为医学事业中的一员时，我严肃地保证将我的一生奉献于为人类服务”，并“用良心和尊严来践行我的职业”。

其次，以患者为中心，还要发扬医学人文精神，坚持尊重患者。尊重，不仅指的是医师要礼貌对待患者，更重要的是要尊重患者的自主选择和自主决策权。长久以来，医患之间都存在医师拥有绝对权威，患者听命服从的“父爱主义”关系，处于这种关系中的医生很可能是乐于向患者奉献一切的，患者也很有可能从医生的“父爱”中受益，但是这是最好的医患关系吗？父爱主义关系中，医生和患者之间并非平等的关系，还包含着几分“我是医生还是你是医生”的专业傲慢，有违人文精神。所以也有学者认为，职业精神除了包括向善求美、利他助人，还包括关注服务对象情感体验①。

除此之外，医师职业精神还包含了忠诚、信任、仁爱、怜悯、诚信、勇敢、正直等价值标准②。2012 年北京协和医学院建校 95 周年座谈会上，卫生部长陈竺提出“严谨、博精、创新、奉献的协和精神，应成为整个医疗卫生职业精神的引领”③，甚至有学者干脆把职业精神等同于“以自觉承担职业责任为核心的职业价值观和态度”④ 的总和。

可以说，没有一门科学像医学这样，关注着人类的本质利益——健康和生命，也没有一门科学像医学这样，将科学性、人文性和社会性紧密的融合与一身。樊代明院士曾经精确的概括过医学的特征：“医学充满了科学，但又不是单纯的科学；它充满了哲学，但又不是纯粹的哲学。它同时兼有人类学、社会学、心理学、艺术等。医学除了具体地观察人体和全面地认识人类以外，它还在以其他各种形式，想方设法地呵护、维护直至保护人体”⑤。医学既体现了人类的先锋思想，又为世俗所广泛关注，它穿透科技，人文，伦理，商业和信仰，贯穿于感性、知性、理

① 李本富. 试论医生的职业精神［J］. 中国医学伦理学，2006，19（6）：3-4.

② Pellegrino E D. Professionalism, profession and the virtues of the good physician [J]. Mount Sinai Journal of Medicine New York, 2002, 69(6): 378.

③ 北京协和医学院. 陈竺部长在我院 2011 年总结表彰大会暨 2012 年新春团拜会的讲话，2012-02-01. https://www.pumch.cn/detail/7066.html.

④ 匡瑛，范军. 职业精神之国内外研究述评［J］. 职教通讯，2015（31）：36-40.

⑤ 樊代明. 再论医学与科学［J］. 医学争鸣，2015（6）：1-16.

性等人性的各个层次，它可以分为四个境界：求真、崇善、尚美、达圣，科学技术的昌明，属于求真这一境界，但是这还不够，还有以患者为中心的崇善，在医患沟通和治疗方案制定方面，还要有艺术的尚美，和哲学的反思，最终实现“达圣”的境界，所以，永远不能丢失医学的精神主体，对医学的哲学思考，反而会让医学渐入佳境。

（四）医师职业精神概念解析

总体来看，目前关于医师职业精神的分析，基本围绕着医师职业特质、医疗社会责任和规范，以及医学独有的价值导向展开。这三个视角各有独特的优势，从价值-道德视角分析职业精神，强调的是职业的道德责任和人文精神，只有在正确价值观的指引下，人才能有正确的行为，该视角强调的是医师的核心价值观和道德承诺，这是关于医道的探索；责任-规范视角着眼于医师的具体行为，澄清了社会对医师的期望，并可以为医师的行为提供反馈，并惩罚不恰当的行为，从而形成整个行业的良好风气，这是对医风的探索；特质-胜任力的视角思考的是医师职业身份的形成和发展，可以为后辈提供积极的榜样，这是微观视角，是对医德的探索。

但是，从上述概念中可以看出，医师职业精神似乎与医学伦理，医学道德以及医学人文精神等概念存在包含，叠加甚至互相替代的关系，但是这四个词在内涵和外延上，都有明确的区别：

医学人文精神，顾名思义，指的是在医疗实践中要坚持以人为本思想观念，在医疗价值导向上，以关爱生命和敬畏生命为底色，强调生命神圣；在医疗过程中强调人的存在，而不是只着眼于疾病；在医疗效果评价中，肯定人的尊严，号召医务人员要将生命神圣与生命质量和价值结合起来，立体的评价医疗结果，让每个人能健康的且有人格尊严的活着。医师人文精神是否等同于职业精神？答案是否定的。职业精神是以“职业”为核心的，其精神内核是建立在职业特点上的。医师职业具有道德属性，所以职业精神和医师人文精神在内涵上有重叠，但是医师职业之所以能立足于现代社会中，靠的是其专业的知识技能体系和严谨的职业规范体系，人文精神并不能把医师与教师、律师、记者、公务员等职业区分开。所以，这两个概念不能等同。

伦理最基本的含义是次序，医学伦理探讨的是由社会人伦关系的次序所决定的社会规范和责任；道德是以善恶为评价标准，依靠传统习俗，社会舆论和内心信念来调节人类行为和社会关系的行为规范总和。在研究对象是全社会公认的恰当的行为规范体系的时候，一般用伦理，所以医学伦理学的核心是世界医学界所公认的四大原则（尊重，无伤，有利和公正），但是在讨论个人自律的时候，一般会用道德，因为道德侧重于自我精神世界的构建。如果说医德代表着医务人员的自律，强调的是个人的道德修养和境界，那么医学伦理就代表着他律，强调的是社会对医疗行业的要求和医师应该承担的社会角色和维护社会正义的责任。所以在医德教育方面，采用的是宣讲、榜样示范、情感感染等方式，医学伦理的教育更多的是理性分析和哲学论证。不过从更宏观的层面来看，医德和医学伦理，都属于调节医疗人际关系，约束医生行为的行为规范的总和。

医学伦理，医学道德与医师职业精神具有深厚的联系，但是后者是否等于前两者之和呢？2022 年世界医学大会德国柏林举行的 WMA 大会一致通过了修订后的《国际医学伦理准则》，该文件提出了一个基本医师职业精神命题：“医生的主要职责是根据良好的医疗实践和专业精神，通过提供合格、及时和富有同情心的医疗服务，促进患者的健康和福祉”，那么什么是合格，及时的医疗服务呢？在治愈无望的时候，不惜一切代价抢救，哪怕多活一秒钟的做法，是合格的医疗服务，还是开展临终关怀和安宁疗护，让患者有尊严的离开世界。现代医疗技术具有二重性，所以无伤原则虽然是底线原则，也只能是相对原则，这就给医生的工作带来了挑战：医生应该如何做到既减少对患者伤害，还能让患者得到最大利益？这些问题，都不是仅仅依靠医生的高尚的道德情操就能解决的，还要求医生具有完整的知识体系，系统的思维方法以及优秀的实践经验，这是医师职业精神与医德和医学伦理在内涵上的区别。

分析几个相近的概念，是为了进一步探讨医师职业精神“是何”的问题。目前关于医师职业精神的概念内涵，学者们的观点比较分散。但是通过文献综述和分析可知，要全面的理解医师职业精神，必须将医学的科学性，专业性和人文性三者进行有机结合，统一构建，才能构成完整的体系。医师职业精神包含“专业技能、伦理原则和利他原则”等三个核心要点①，体现了“医疗行业从业者应确立的理想和信仰”②，也强调了“维护患者的最大利益、维持本行业的技术水平、服务社会”③ 等基本价值观。2024 年中华中医药学会向全行业发出学习和践行《医师规》的倡议，《医师归》所提出的“诚、净、严、精”四条准则，涵盖了专业技能（精）、职业责任和规范（严）以及伦理道德（诚和净）的要求。

二、医师职业精神如何所是

在前文中，我们探讨了医师职业精神“基于医师，基于医疗，基于医学”三维合一的综合视角，界定了“所是（being）”的问题。接下来还要探讨“如何所是（becoming）”的问题。想解释这一问题，就涉及到了医师职业精神结构指的是系统内各要素之间的相互关系，这就需要搞清楚医师职业精神的结构。但是目前关于“结构”一词的理解有些分歧：

有些学者将结构等同于内容，从内容的排列来分析结构，例如徐秀、袁蕙芸（2015）④ 提出包含 14 个维度 41 个项目的结构；陈丽丽（2015）提出了“平等仁爱、患者至上、真诚守信、精进审慎、廉洁公正、终身

---

① Hafferty F W. Definitions of professionalism: a search for meaning and identity[J]. Clinical Orthopaedics & Related Research, 2006, 449(449): 193.

② 王润玲，郭勇. 职业精神视域下的医学生诚信教育研究［J］. 医学与哲学（人文社会医学版），2008，29（10）：80.

③ 胡林英，丛亚丽. 医学专业精神的初步研究［J］. 医学与哲学（人文社会医学版），2007，28（3）：10-13.

④ 徐秀，袁蕙芸. 医师职业精神评价量表设计研究［J］. 中国医院管理，2015，35（12）：50-52.

学习”① 等6个维度36个项目，其中每个维度又分为态度和行为2个层面。谷雪峰（2015）② 将职业精神分为高超技术，服务职责和义务职责，并抽象出医生应具备的10个品质，包括理解历史、诚实和正直、谦虚、对生命意义和价值的信仰等；霍亚楼、周风帆（2015）③ 通过行为事件访谈法，将职业精神结构理解为医患关系、负责可靠、有效沟通和团队合作四个维度，其中包含维护患者利益、爱心、同情心、耐心、业务水平高、尊重生命等19个项目。李鸿鹤（2017）④ 提出临床医师职业精神可以分为“同情、尊重、交流与合作”、“正直、廉洁、有强烈责任感”、“追求卓越”和“公平分配医疗资源、履行人道主义、恪守伦理准则”等四个维度。

也有一些学者不赞同这种将内容和结构混为一谈的看法，他们从教育对象的思想发展规律出发，提出职业精神最终表现为个体对自己所处职业的稳定认同态度。所以需要借鉴心理学的态度理论和认同理论，从动态的维度去看待职业精神。“态度是指个体对特定对象所持有的肯定或者否定的看法，是个体比较稳定的心理状态，涉及认知、情感和行为意向三个方面”⑤。态度理论为医学生职业精神教育提供了重要的分析框架，所以职业精神应该被解构为职业认识、职业情感和职业意志⑥，其中职业认知指的是从业者对什么是医学、从事医疗实践的规则和要求，医疗职业对从业者的要求等方面的认识；医学生的职业情感就是学生对医师职业精神内容的情感体验，积极的情感体验代表着对职业精神的认同，是认知向行为转化的必要条件，职业行为倾向，不是职业行为，而是行对态度客体做出某种反映的意向，职业行为倾向包含了职业承诺，

① 陈丽丽．医师职业精神测评量表编制及评价研究［D］．河北联合大学，2015.

② 谷雪峰．职业精神视域下中国传统医德规范研究［D］．黑龙江中医药大学，2015.

③ 霍亚楼，周风帆．医师职业精神量表的初步编制和结构探索［J］．医学与哲学，2015，36（19）：27-30.

④ 李鸿鹤．中国临床医师职业精神评价指标体系构建及评价研究［D］．中国医科大学，2017.

⑤ 迈尔斯．社会心理学［M］．北京：人民邮电出版社，2016.

⑥ 卜丽娟．医生职业精神研究［D］．山东大学，2015.

即未来从事医疗行业的意志和决心；职业投入，即在提高专业技能方面花费的时间和精力；以及遵守职业行为规范、尊重职业价值内核等。

如果把医师职业精神的结构等同于内容的话，实际上还是又回到了职业精神“是何”的问题，要解释“如何所是”，宏观上要从特定的历史条件和社会医疗文化发展进程和规律去分析；从微观上看，医师职业精神最终要体现为医师/未来医师的思想和行为特质，这些特质的形成是动态的，是在特定的历史背景下、行业环境、医疗实践、学校教育等因素合力催化下，个体的知，情，信，意，行共同作用所带来结果，这种观点更看重职业精神的发展规律，代表观点是美国学者乔治米勒（1990）提出，理查德·克鲁兹（2015）完善的金字塔模型，该模型提出：医师职业精神的发展，是从了解基本知识开始，到保证医疗行为举止的恰当，再通过一步一步的学习，进步，实现职业价值的认同，从而达到“像个医生”的目标。

探索医师职业精神如何所是的问题，是为了开发医师职业精神评估量表，没有量表，就没有实证研究，没有实证证据支持，医师职业精神“是何”以及“如何所是”的问题，就会持续存在与实际情况脱节的风险。在现有的医师职业精神测评工具中，有的倾向于测评医生的医疗行为，有的倾向于测评医生的心理素质。目前使用最广泛的是 360 度多源反馈模式①“医师职业精神和行为评估量表”，这个量表由荷兰学者②提出，包含着 77 个纬度，其中同行评价包括医疗机构之间的沟通、合作、反馈、对自己不足的自察、检查程序的控制、专业治疗技能以及持续学习、应急处置、时间管理等维度共 33 项；同事评价包括医患关系管理、团队合作、医患沟通、同理心等维度共 22 项；患者评价包括以患者为中心、沟通顺畅、态度热情等维度共 18 项。

---

① 石晓兰，李文秀，秦岭，等. 医师职业精神测量与评价体系研究进展［J］. 中国医学伦理学，2017，30（9）：1137-1141.

② Overeem K, Wollersheim H C, Arah O A, et al. Evaluation of physicians' professional performance: an iterative development and validation study of multisource feedback instruments[J]. Bmc Health Services Research, 2012, 12(1): 80.

综上，本部分解析了医师职业精神的内涵和结构，提出医师职业精神是由基本价值观、医疗实践的具体问题、社会制度、历史文化以及医院组织文化背景等共同交织而成。随着医学专业，医疗实践和医师角色的不断创新发展，医师职业精神也在不断发展，也沉淀下来一些代表性的理论。这些理论揭示了医学的本质，医学的意义以及从业者需要恪守的伦理原则和道德规范，共同构成了医学生职业精神教育的基本理论。

第二节　医学生职业精神教育的指导理论

关于医学生的职业精神教育问题，学术界也做了相应的探索：2014年初《中国医学伦理学》开展了临床医学教育综合改革中的医学生职业精神培育专题研究，一共发表了五篇文章，包括现状调研①、教育着力点②、教育内容、教育途径和教育效果评价③等内容，提出医学生职业精神培养要注意系统性和实践性，医学生职业精神培养应着眼于医学职业认知、医学职业归属感以及职业道德选择能力，教育内容包括“以人为本、诚实守信；爱岗敬业、恪尽职守；热爱生命、维护健康；至真至善、追求卓越等”④，教育途径包括“深挖医学人文课程的潜力，强化对医学人文精神的注入；加强校园文化建设，发挥文化育人功能；重视实践锻炼，实现知行统一”⑤。另外，医学生职业精神教育评价研究也很重

① 徐玉梅，刘明. 临床医学教育综合改革中的医学生职业精神认知现状调查及分析——医学生职业精神培养研究之一［J］. 中国医学伦理学，2014，27（1）：41-45.

② 杨萍. 临床医学教育综合改革中的医学生职业精神培养的着力点研究——医学生职业精神培养研究之二［J］. 中国医学伦理学，2014，27（1）：46-47.

③ 于芳，徐玉梅. 临床医学教育综合改革中的医学生职业精神培养评价研究——医学生职业精神培养研究之五［J］. 中国医学伦理学，2014，27（1）：54-56.

④ 刘翠，徐玉梅. 临床医学教育综合改革中的医学生职业精神培养研究内容——医学生职业精神培养研究之三［J］. 中国医学伦理学，2014，27（1）：48-50.

⑤ 刘明，徐玉梅. 临床医学教育综合改革中的医学生职业精神培养途径探索——医学生职业精神培养研究之四［J］. 中国医学伦理学，2014，27（1）：51-53.

要，评价内容可以包括课堂理论学习，教学互动、临床实践、社会实践四个方面，应邀请教师、带教老师、患者、朋辈共同评价，同时，职业精神教育评价应该贯穿医学生培养全过程。

除了《中国医学伦理学》杂志所发表的系统研究成果之外，还有些学者提出了有建设性的意见：陈红（2011）① 认为医学生职业精神的培养核心原则是诚信、合作、负责和主动；于晨、李红（2015）② 认为目前医学生职业精神的认知水平和实践水平都比较低；韦旭楠等（2016）③提出医学生职业精神教学方法包括引导反思、榜样示范、PBL 教学、研讨学习和经验学习等；梁公文（2013）④ 探索了医学生志愿服务对医学生奉献精神、工作热情、医患沟通、责任心等方面的影响，他认为医学生通过社会实践，与患者体验充分融合，让职业精神教育有了实践性和落脚点；邱吉（2012⑤ 认为职业精神的核心内容和研究切入点应该是职业规范；聂晓敏（2015）⑥ 探索了医学生职业精神发展遵循认知能力与实践能力相统一、专业精神与人文精神相统一、外在教育与自我教育相统一等基本规律，教育的基本路径包括个性化教学、参与式体验、示范性带动、日常化熏陶、实践型养成等；张金钟（2007）认为“医师职业精神的养成教育要从学生进入医学院校开始”，并提出了“建立课堂教学、基地建设、校园文化、社会实践四位一体的医学生职业精神养成

---

① 陈红．医师职业精神培训之新途径——医务志愿服务［J］．中国继续医学教育，2011，3（1）：46-47.

② 于晨，李红．医师职业精神教育及其研究现状［J］．中国医学伦理学，2015，28（2）：240-243.

③ 韦旭楠，王子薇，刘露萍，等．国内外医学生职业精神教学方法研究进展［J］．医学与哲学，2016，37（6A）：41-43.

④ 梁公文，邵晓凤，王杉．以志愿服务为切入点的新时期医院青年思想教育模式的实践与探讨［J］．中国医院，2013（4）：8-10.

⑤ 邱吉．培育职业精神的哲学思考——从职业规范的视角看职业伦理［J］．中国人民大学学报，2012，26（2）：75-82.

⑥ 聂晓敏．医学生职业精神养成规律与路径浅议［J］．人民论坛，2015（17）：160-161.

教育模式”①；刘志飞（2010）认为医学生职业精神教育主要包括“生命价值观教育、学术作风教育、人文精神和人文情感教育”② 等。

中国和西方都在医学生职业精神教育方面都进行了一定的积累，沉淀下来一些经验，为本研究提供了思想的曙光。医学生的职业精神教育是一个从实践到理论的过程，再从理论到实践的过程。目前我国的职业精神教育中，理论和实践出现了割裂：有的是只有理论研究，给出了定性的结论，但是这些结论是否与医学生思想实际相符合呢？缺乏实证研究，导致理论研究与教育实际脱节；有的缺乏理论研究，只是因为医学生出现了一些亟待解决的思想问题，所以直接移植了医学伦理，职业指导等相关领域的理论来指导实践，导致职业精神教育跑偏了，成为职业规划课或者医学伦理课。综上，本研究需要先对医学生职业精神教育的理论进行梳理，毕竟，“无论我们是否意识到，赞同某种理论可能意味着如何开展教学”③。

一、医学生职业精神教育的本体论

有一种观点认为医师职业精神的本质是人道主义，因为无论是东方医学所倡导的“医者仁术”，还是西方医学认为应该将患者利益放在首位，都体现了人道主义精神。医学人文精神的确是医师职业精神的重要组成部分，但是将其当作医师职业精神的本质，则是否定了精神的阶级本质，属于抽象人道主义。

历史唯物主义理论科学揭示了精神作为上层建筑，其与经济关系的互动关系，因而揭示了医师职业精神的本质。医师职业精神，是人类精

① 张金钟. 医学生职业精神养成有效模式的探讨［J］. 中国医学伦理学，2007，20（3）：7-10.

② 刘志飞，马晓丹，闻德亮. 浅析如何在医学院校阶段培养医学生的职业精神［J］. 中国医学伦理学，2010，23（6）：60-62.

③ 克鲁斯. 医学职业精神培育［M］. 刘惠军，唐健，陆宇宏，译. 北京：北京大学医学出版社，2013：32.

神文明的重要组成部分，属于上层建筑，受到社会历史政治经济文化的影响，反映的是从业者社会意识的沉淀。医师职业精神的发展，是一个普遍性的，历史性的过程，要结合医疗事业改革的实践和文化背景去理解，从这个角度来说，医学生职业精神教育的本质就是社会主义意识形态教育。

第一，医学生职业精神教育离不开社会主义劳动观教育。在社会主义社会，人们结成了新型的劳动关系。每个劳动者都在为他人服务的同时，也享受他人的劳动成果。在社会主义社会，劳动的权利和义务不再分属不同的阶级，而是统一在人民身上，所以劳动也不再有高低贵贱之分，只是社会分工不同。社会主义社会中的医疗从业者，不是资本主义社会中的“特权精英”，也属于社会分工的一个环节。

同时，人在劳动中结成了多样而复杂的劳动关系，只有劳动独立，才能让社会性成为人的本质属性，人才能拥有独特的精神生活。正是“生产劳动给每一个人提供全面发展和表现自己全部的即体力和脑力的机会”。人在生产实践过程中不断的创造出新的力量和理念，创造出新的交往方式，新的需要和新的语言，进而促进其自身不断向前发展。

所以，社会主义社会肯定劳动对促进人类社会发展的重要价值，“生产劳动给每一个人提供全面发展和表现自己全部的即体力和脑力的机会”，劳动最光荣，正如2020年总书记在全国劳动模范和先进工作者表彰大会上发表讲话所说的那样，要发扬劳动精神，劳模精神和工匠精神，“崇尚劳动、热爱劳动、辛勤劳动、诚实劳动”①，在社会主义社会开展医师职业精神教育，就是要强调树立正确的劳动观，反对不劳而获。

第二，医学生职业精神教育离不开社会主义文化的影响。价值观是对善恶对错的总看法，对“善”进行哲学反思可以跨越时空，民族和国家，即便是2000年前苏格拉底的观点，到现在依然有意义。但是职业精神受制于国家的历史文化传统、现行医疗卫生保健政策、医师行业组织

① 习近平. 在全国劳动模范和先进工作者表彰大会上的讲话［M］. 北京：人民出版社，2020.

的自律状况等，所以不存在无国界的职业精神，中西方的医师职业精神，建立在不同的社会制度上，更不能以西方理论体系为指导开展社会主义大学的职业精神教育。

我国社会主义的核心价值与资本主义或者封建主义等其他社会形态有本质区别，它以马克思主义为指导思想，倡导在生产资料共有制基础上，构建平等，自由，全面发展的新型人际关系的文化，医师职业精神是社会主义文化在医学领域的具体表现。

第三，医学生职业精神教育离不开医疗实践的支撑。劳动实践创造了人和人的对象世界，实践是医师职业精神的来源，医师职业精神的发展，是建立在社会生产力发展，社会物质资源丰富的基础上的，也来自于医师群体丰富的医疗实践，在每个历史阶段，都形成了独特的医疗模式，“医学模式是一个动态的概念，是人们在医学实践中观察、分析和处理有关人类健康和疾病问题的观点和方法，是一个历史范畴，反映着一定历史阶段医学发展的特征、水平、趋势和目标”①。医师职业精神的内容，教育模式，均与当时医学模式的密不可分，目前世界医学进入了“生物-心理-社会”医学模式，这是开展医学生职业精神教育的重要时代背景。

二、医学生职业精神教育的认识论

职业精神根植于自我生活经验中的一系列充满争论的甚至互相矛盾的价值和态度中，从矛盾论的角度来看，职业精神教育，就是对这些矛盾价值和态度的理解、选择和接纳的过程。以矛盾运动的视角来分析医师职业精神，对本研究有如下启发：

（一）医师职业精神教育遵循阶段性发展规律

事物内部矛盾变化，引起了从量变到质变再到新的量变的基本发展

① 冀中，高德馨，张洪涛，等. 医学模式［M］. 北京：北京医科大学、中国协和医科大学联合出版社，1990：3.

过程。医师职业精神教育的发展动力在于个体已有的心理发展水平和客观环境所带来的要求之间的矛盾，这一组基本矛盾的不断运动发展，决定了医学生职业精神水平呈现渐进性和飞跃性的统一。

Mark D. Holden（2015）① 提出，医师职业精神的发展过程要经历三个阶段：第一个阶段是转型期（transition），是职业精神构建的入门阶段，这一阶段的学生保持着对医学的好奇和热情，处于转型期的学生展示了对职业的强烈兴趣但是还没有真正体会到未来所从事职业的"专业性"，第二个阶段是职业精神发展早期（early developing professional identity），这一时期的学生已经从临床实践和专业学习中形成了比较成熟的职业精神和专业认同，他们可能会对医护关系和专业性的内涵有了一定的体会，但是却暂时没有形成根本的责任意识。第三个阶段才是职业精神的完全发展时期（developed professional identity），这一阶段的学生深刻理解了未来所从事的医疗事业的职业责任有多么重大甚至严酷。最后，Holden 认为医学生对医疗责任意识和服务意识的认同和内化，应该成为高校对医学生职业精神教育的终极目标。

Richard L. Cruess（2015）② 根据 Kegan（1982）③ 自我概念六阶段理论，提出医师职业精神的构建可以分为权威化、人际化和规范化三个阶段。在权威阶段，学生虽然也可以感知到自己的职业角色，但是其职业相关的行为基本来自于对权威和规则的顺从。在人际阶段，医师职业动机大部分来自于价值观，自我反馈，模仿行业典范等方面。在规范化阶段，个体将有能力理解不同价值观和期望之下的人际关系，也会将职

① Holden MD, Buck E, Luk J, et al. Professional identity formation: Creating a longitudinal framework through TIME (transformation in medical education) [J]. Academic Medicine, 2015, 90(6): 761-767.

② Cruess R L, Cruess S R, Boudreau J D, et al. A Schematic Representation of the Professional Identity Formation and Socialization of Medical Students and Residents: A Guide for Medical Educators [J]. Academic Medicine Journal of the Association of American Medical Colleges, 2015, 90(6).

③ Kegan R. The Evolving Self: Problem and Process in Human Development [M]. Cambridge, Mass: Harvard University Press, 1982.

业价值内化为自己的人生价值。

（二）医学生职业精神发展的影响因素分析

医师职业精神既属于社会的历史的范畴，受到社会历史政治经济文化的影响，也是个体的思想的精神的范畴，具有职业精神的一般内涵和特质，反映的是从业者社会意识的沉淀。影响医学生职业精神发展的因素可以分为宏观，中观和微观三个层次。

宏观上不同社会制度，社会文化，医改政策以及行业规范，都会影响到医师职业精神的发展方向；中观上，专业就业预期、所在学校知名度、专业教育水平、重要他人影响、社会支持力度、社会肯定、社会说服、社会舆论等都会影响医师职业精神，具体而言，何权瀛（2014）① 认为科室创收、医生论文科研压力、医患关系、医药市场竞争等因素对医师职业发展都具有显著影响；周志新、陈晓阳、杨同卫（2014）② 证实了薪酬满意度对职业精神具有正向作用。李鸿鹤，李颖，闻德亮（2021）③ 提出职业环境的影响也不容小觑。

在微观上，个人的动机、已有的认知经验、气质人格类型、已有的思维方法、家庭背景等都可能影响到医师职业精神的构建。日本学者 Negishi K 等人（2010）④ 以 7396 名护士为研究对象，通过自我认同量表、自尊量表和护士职业认同量表来测量护士的职业精神影响因素，通过探索性因子分析发现，工作信心，自尊和社会支持、生命认同，职业适应性和职业决心，以及生活工作的整合这五个因素为主要影响因素；

---

① 何权瀛. 浅谈我国现行医疗体制与医师职业精神的培养和提升［J］. 中国医学人文评论，2014（00）：117-122.

② 周志新，陈晓阳，杨同卫. 医师职业精神培育的影响因素研究——基于薪酬满意度视角的实证探索［J］. 经济管理，2014（2）：168-178.

③ 李鸿鹤，李颖，闻德亮. 新时代医师职业精神的内涵与发展［J］. 中华医学教育探索杂志，2021，20（12）：1365-1370.

④ Negishi K, Asahara K, Yanai H. Developing a professional identity scale: identifying factors related to professional identity of government-employed public health nurses[J]. [Nippon kōshū eisei zasshi]Japanese journal of public health, 2010, 57(1): 27-38.

Anne Wong&Karen Trolloper-Kumar（2014）① 等人，通过主题叙事分析（thematic narrative anaylsis）对加拿大 Mcmaster 大学 65 名医学生进行了调研得出结论：前期经验，榜样示范、医患关系、课程（包含隐形和显性）以及社会期望，是影响医学生职业精神形成的最主要的五个因素。

三、医学生职业精神教育的方法论

医学生的职业精神教育到底应该如何开展？是应该采用传统思政教育的基本方法进行灌输，还是以学生为主体，重视学生的自我构建？

在传统灌输教育理论中，教育主体就是教育活动的组织者和实施者，客体就是教育对象，承担着自主学习和构建的责任。“工人本来也不可能有社会民主主义的意识，这种意识只能从外面‘灌输’进去”②，列宁关于说服和灌输的思想方法奠定了当代思政教育的基本教学方法，也成为了我党传统思政教育方法。灌输教育法在思政教育历史上发挥了重要作用：首先，无论是新民主主义革命时期，解放战争时期还是社会主义建设初期，都发挥了统一思想、扫清障碍的作用，如果没有以毛泽东为核心的共产党人对灌输理论的发展和实践，就没有革命的胜利和社会主义的建设，所以灌输具有一定的历史功绩和地位；其次，20 世纪五十年代后期思政教育的挫折和失败，根源在于灌输没有与实践相结合，导致灌输的出现了方向错误，并不能因此否定灌输理论本身的价值。

但是灌输教育模式是建立在行为主义“刺激-反应”学习理论基础上的，将教育行为理解为灌输和管理，教师是课堂的主导者，学生接收教师发出的信息，在大脑中对这一刺激做出反应，完成信息的传递，单纯的灌输是不能达到教育效果的，这是灌输论的局限。

随着心理学、社会学与教育学的发展，教育理论也走向了多元化，

① Anne Wong&Karen Trolloper-Kumar. Reflections: an inquiry into medical students' professional identity formation. Medical EducationVolume 48, Issue 5, Version of Record online: 9 APR 2014.

② 列宁全集：第 6 卷［M］. 北京：人民出版社. 1986：29.

解释学、构建主义和社会化理论都逐渐进入了教育者的视线。医师职业精神最终要落实在每一位医师的职业思想政治上，所以职业精神的形成，来自与个体的知，情，信，意，行的共同作用，只有个体发自内心的接纳和内化之后，教育才能完成，“教育者的输入并不一定会被学习者接受，所以获得知识的多少取决于学习者根据自身经验去建构有关知识的意义的能力”①，所以在教育中要重视人的主观能动性。在教育活动中，教育者灌输的信息和教育对象所能接收到的信息之间是有鸿沟的。要跨越这一鸿沟，必须坚持尊重教育对象的主体地位，了解到教育对象的接受规律，根据规律再开展教育。

心理学家皮亚杰针对智力发展给出了“同化、顺应、平衡、图式”的经典模式，他认为，在新问题情境下，个体会产生适应性的变化，这种适应也不仅是被动应对，而是积极的建构过程，这种构建有三种状态：第一，忽视问题，保持原有图式；第二，同化问题，即将环境因素纳入到自己原有的图示或结构中；第三，顺应问题，即更新或者扩充自己原有图式。在皮亚杰的理论基础上，心理学发展出建构主义理论，这一理论强调知识来自学习者在社会文化背景下的自我学习和构建，而非教师的教授，所以，学习的质量与学习者的先决经验、知识联结和意义建构的能力，而不取决于学习者照本宣科的记忆能力。大学生来到课堂，是已经带着自己的知识和价值观来的，这是他们的思维前见，所以“教育者的输入并不一定会被学习者接受，所以获得知识的多少取决于学习者根据自身经验去建构有关知识的意义的能力”②，这就是近年来新的自我构建的教育路径。

但是构建论也存在一些问题：如果发展来自于个体构建，那么来自教师的教育还是不是学习的必要条件？因为个体完全可以通过自学来完成构建；如果发展来自于个体构建，教育还有什么意义？能发挥什么作

① Wenger, E. Communities of Practice: Learning, Meaning, and Identity [M]. London: Cambridge University Press, 1998: 225.

② 同①.

用？综上，灌输理论和构建理论都在某个特定的方面展示了教育的过程和本质。

“一切理解都必然包含某种前见”①，教育者和教育对象都存在着“前结构”（解释学）或者“图式”（心理学），“教育过程乃是人类的价值、意义嵌入故事的过程”②，但是我们无法默认教育双方的前结构是一样的，所以教育前期只能先通过灌输的方式，让教育对象和教育者能够联结起来，实现在同一个维度的对话。需要通过灌输来帮助受教育者与世界尽快联结，这是灌输理论的教育价值所在。

可以把医师职业精神教育看作教育者与受教育者之间文化-心理的互动过程，教育者有目的的传递社会政治，思想，道德，使受教育者选择，吸纳和重构③。医学生职业精神教育，应该坚持学生在教育中的主体地位，探索学生个体对专业的认知、情感，选择以及承诺，让学生承担起自主学习和构建的责任，帮助学生实现从“知识”到“素养”的转化，从知识的灌输上升到价值的认同，从而实现个体的全面发展。

综上，要探索医学生职业精神教育问题，必须要夯实教育的理论基础。本研究借鉴马克思主义理论、心理学、哲学、教育学等相关理论，提出历史唯物主义理论规定了医疗职业精神教育的本质，为我国医学院校开展职业精神教育指明了方向和宗旨。矛盾运动理论揭示了医师职业精神的发展动力，是我们解析医师职业精神概念内涵的认识论；哲学的解释学理论、心理学的态度理论、社会学的社会化理论，以及思政教育学科的接受论、过程论、灌输论和构建论，都对教育路径和方法有指导意义。

① 伽达默尔．真理与方法：哲学解释学的基本特征［M］．上海：上海译文出版社，1999：347.

② 李西顺．德育叙事过程之“前视域”研究［J］．教育研究，2015（3）：18-24.

③ 鲁洁，王逢贤．德育新论［M］．南京：江苏教育出版社，2010：277.

第三节 医学生职业精神教育的定位

医学生职业精神教育，就是高校教育者以培养合格的医疗事业接班人为根本目标的，用一定的路径和方法，对医学生进行的一系列有目的的训练，使之接受医学职业特点和精神内核，体悟医学的科学性、人文性和伦理性特点，积极接纳医生这一社会角色，并将职业精神内化为个人的价值追求，成长为既具有专业技能，也拥有人文情怀和实践能力的医学人才。”

一、医学生职业精神教育的定位

1999 年国际医学教育专门委员出台了《本科医学教育全球最低基本要求》，提出“敬业精神和伦理行为是医疗实践的核心，敬业精神不仅包括医学知识和技能，也包括对一组共同价值的承诺、自觉地建立和加强这些价值，以及维护这些价值的责任等”，其中医学生的职业价值和态度包含了“专业、美德、利他主义、责任、同情心、移情作用、责任心、诚实和正直”等内容①。《要求》强调了职业精神教育和专业知识技能教育同等重要，至此，培养医学生的医师职业精神成为了全球医学教育的基本要求。2010 年，在《弗莱克斯纳报告》发表 100 周年纪念大会上，卡耐基基金会发表了《医师培养——呼吁医学院校和住院医生教育改革》中提出，医学生教育的第四个目标就是职业精神的形成（professional identity formation，PIF），“成为一个医生”（being a physician）应该医学教育的最终目标。加拿大哥伦比亚大学 Jarvis-Selinger 等学者认为：“（医生）单有胜任力是不足的，要将对职业精神的认同和构建，整

① 佚名. 全球医学教育最低基本要求［J］. 中华医学教育杂志，2002（4）：23-25.

合到医学教育中”①。

我国也出台了一系列强调医师职业精神的文件：2012 年教育部和卫生部发布了《关于实施临床医学教育综合改革的若干意见》指出：医学生培养，需要遵循医学教育规律，加强职业道德教育，将医德教育贯穿医学教育全过程。同年，卫生部发布了《关于在全国医疗卫生系统开展医疗卫生职业精神大讨论活动的通知》；2014 年李克强总理在全国职业教育工作会议上强调：“要把提高职业技能和培养职业精神高度融合，要让受教育者牢固树立敬业守信、精益求精等职业精神”②。也是在这一年，我国教育部发布了《关于医教协同深化临床医学人才培养改革的意见》，肯定了医师职业精神教育的重要意义 2017 年，在国务院《“十三五”深化医药卫生体制改革规划》中，继续提到了“加强思想政治工作，进一步引导树立良好医德医风，发扬医务人员职业精神”③ 的要求。

为了落实国家和社会对医务人员的职业精神要求，2022 年，教育部临床医学专业认证工作委员会颁布的《中国本科医学教育标准-临床医学专业（2022 版）》（下文简称“标准”）中提出临床医学专业本科毕业生应该达到的基本要求明确为：科学和学术、临床能力、健康与社会、职业素养，将“职业精神与素养领域”排在了第四位，强调了医学生职业精神教育的重要地位。

第一，2016 版本科医学教育标准是以“职业素养领域”命名的，但是 2022 年加上了“职业精神”，可见职业精神作为一个系统的概念，在医学生培养中被越来越被重视了。职业精神与医学科学，学术以及临床能力并列，启发教育者们：职业精神教育需要与医学院校专业课程紧密

① Jarvis-Selinger S, Pratt D D, Regehr G. Competency is not enough: integrating identity formation into the medical education discourse[J]. Academic Medicine, 2012, 87(9): 1185-90.

② 匡瑛，忻叶. 职业之精神，教育之旨归［J］. 江苏教育，2015（48）.

③ 国务院关于印发“十三五”深化医药卫生体制改革规划的通知. 中华人民共和国中央人民政府网，2017 年 1 月 9 日. https://www.gov.cn/zhengce/content/2017-01/09/content_5158053.htm.

结合，引导学生深刻理解并自觉实践医疗职业规范，增强职业责任感，树立大医精诚的职业观。与专业精神相比，医师职业精神的包含的内容更加广泛，既包含了在社会大生产视角下对医疗行业的分工和社会角色的教育，具有政治性、时代性和民族性；也包含了对医疗行业规范的传导，具有社会性和科学性；同时还包含了医学人文精神和伦理道德，具有人文属性和伦理属性。医学专业与医疗职业密切相关，相辅相成，探索医学生的医师职业精神，也要与医学专业教育紧密结合。医学生的医师职业精神培养是医学生专业培养不可或缺的一部分，只有将医疗精神和专业技能相结合，才能培养出德能兼备的医疗人才。

第二，职业精神教育与“健康与社会”并列，强调的是医学生职业精神教育的根本目标，是为了满足全社会对医疗人才的期待和要求，医学关系到个体健康、家庭幸福和社会和谐，以人为本，救死扶伤，是每一个医疗工作者的职业使命和责任担当，也应该是医学生专业培养和思想教育共同的起点。所以，职业精神教育要体现出政治性、时代性和民族性，职业精神教育要和思想政治教育协同。当然，这两种教育的价值取向本身就有相似之处，例如医乃仁术意味着不伤害，意味着向善；生命至重意味着以人为本；精诚合一意味着敬业；德术并重意味着思想教育和专业教育并重。可以说，医学生职业精神教育就是医学专业教育和医学院校思政教育的良好结合点。

第三，在“标准”（2022 版）中，关于职业精神一共提了 7 点要求，包含了医学人道主义等要求，意味着医学职业精神教育的重点是医学伦理和医德教育，要引领医学生形成正确的义利观和道德观。从古到今，从中到外，医疗行业的“专业”特性都是在不断变化的。早期医学的“专业”体现在高尚利他的道德水平上，无论东方以“仁术”为核心的医患关系，还是西方以希波克拉底誓言为核心的医患关系，都体现出强烈的道德伦理特色；近代医学脱离了哲学，形成独立的医学学科体系，医学成为治病救人的科学技术，传统“视病犹亲”的关系被技术和利益所遮蔽，医学的专业性则体现在“医疗技术上”。生物-社会-心理模式下，医学的专业性包含了更丰富的内容，既包含了医疗技术，又包含了医患关系，还包含了社会公益的内容。可以说随着医学的发展，医患关系正在从单纯的伦理关系，转向包含了伦理、经济、法律、契约、博弈等内容的复杂关系。所以“标准”内融入了现代医疗的需求，包括尊重患者、知情同意、团队合作、终身学习等，这也提醒教育者，医德和医学伦理标准是与时俱进的，职业精神教育必须要与现代医疗实践的实际诉求和具体问题相结合。

医学生职业精神教育的根本目的是提高我国医疗人才的培养质量。医疗的根本目的是保持人类的健康，但是健康取决于很多因素：遗传、自然物候条件、社会经济状况，文化习俗，个人爱好和习惯，公共卫生的管理水平、医疗水平等都会影响到人类健康。在这张健康图谱中，每个环节都需要有相应的人才，才能形成合力从而整体提升社会健康水平。所以，医疗人才的培养并不仅是培养专科医生，还要培养公共卫生人才以及健康指导人才，卫生经济和政策研究人才等医学相关人才。高校医学生培养过程中，有意无意的把主要精力放在了专科人才培养上，这是个误区，强调医学生职业精神的培养，实际上是在拓展高等医学教育的视野，搭建更完整的医疗人才体系。

二、医学生职业精神教育的功能

教育是一种文化的传递，强调的是对秩序性，约束性，阶层化和顺序性的内化；从教育对象来看，教育则是一种生成和构建的过程。医学生职业精神教育可以发挥工具性，目的性和载体性三重职能①。

（一）职业精神教育是维系人类生存和规范社会运转的工具

医学职业精神教育的工具性意义来自于对医疗活动中产生的各种利益关系的调节和安抚，维系医疗行业的生存发展，职业精神教育也可以被看作医师职业精神基于过去的特征，由医学生进行重新选择和塑造，

① 张澍军．德育哲学引论［M］．北京：中国社会科学出版社，2008：71-156.

旨在维护或者提升未来的收益的过程①。当前，中国医改进入了深水区。根据2013年第五次国家卫生服务调查专题研究报告数据，过去五年，我国医疗体制改革取得了丰硕的成果，与2008年相比，设备环境和药品种类不再是主要问题"②。2018年，第六次国家卫生服务调查专题研究报告数据显示，医疗费用高（33.2%）、技术水平低（28.5%）和服务态度差（18.3%）依然是患者不满意的前三位原因③。

进入新时代，我国经济进入到高质量发展的阶段，而人民健康，又处于优先位置。高质量的含义，并不是大不大，富不富，快不快，而是好不好，善不善。医疗事业高质量发展，取决于医院是否有一支业务精湛，救死扶伤、甘于奉献的高素质医疗人才队伍，而优质医疗人才，不仅代表着精湛的医术，而且还要有精神的引领，价值的支撑，道德的坚守和文化的自觉，我国"十三五"深化医药卫生体制改革规划的通知中强调了要"加强思想政治工作，进一步引导树立良好医德医风，发扬医务人员职业精神"。

综上，对医学生开展职业精神教育，有利于凝聚医疗事业的新生力量，稳定医疗工作队伍。中国医改的成功，不仅需要医疗资源的进一步开发、医疗体制的不断创新，也需要弘扬职业精神，凝聚共识，推动发展。医疗人才系统具有封闭性特征，想要有高质量的医疗人才，就必须从现有的医学在校生着手培养。所以，也可以说，医疗体制改革能否成功，未来社会主义医疗事业是否会蒸蒸日上，看的是医学生的综合素养，医学生有理想，有本领，有担当，医疗事业就有希望。可见，加强医学生职业精神教育，培养一支全心全意为人民服务的社会主义医疗事业接班人，是我国深化医疗体制改革的内在诉求。

① 伯恩斯坦．教育、符号控制与认同［M］．北京：中国人民大学出版社，2016：69-83.

② 国家卫生计生委统计信息中心．2013第五次国家卫生服务调查分析报告［M］．北京：中国协和医科大学出版社，2015：54-61.

③ 国家卫生健康委统计信息中心．2018全国第六次卫生服务统计调查报告［M］．北京：人民卫生出版社，2021：83-89.

（二）职业精神教育可以帮助人自我塑造和全面发展

“教育应使每个人都能找到自己的发展道路，使人能够适应各种变化，特别是经济和职业方面的变化，培养具有丰富个性的人，促进人的全面发展，使人能够充实和幸福地生活”①，职业精神教育目的性本质，在于通过教育，可以引导医学生实现全面发展，促进人性的不断完善。

近年来有一个被广泛关注的话题：人如何做到工作和生活的平衡？这些讨论中一定会有一个答案：工作和生活永远无法平衡，因为时间是排他的，被工作占掉的时间自然无法用来生活。这个观点没有意识到职业隐喻了每个人独特的思想情趣以及对自己未来生活的期待，本身就包含了塑造和教育的意义。齐格蒙特认为，生产是集体性的活动，消费却是完全个人的自主的活动，如果说前者还需要受到工作伦理约束的话，后者则完全强调个人的体验，在当前消费主义社会，人们所从事的职业也不可避免的受到消费美学的影响，工作也要和生活中的其他方面一起，受到美学审视，因此“工作价值取决于产生愉悦体验的能力，不能使人获得内在满足的工作没有价值。”② 但是这个答案也有不对的地方，因为它忽视了职业本身就具有生活属性这一事实，毕竟“一种职业只不过是人生活动所遵循的方向，使这些活动因其结果而让个人感到有意义”③。

可以说，选择了一种职业，也就等于选择了一种人生。选择了医疗事业，更是选择了一种独特的人生。医师职业精神教育是为了引导学生自由，自主的占有自己的本质，重视医学生的职业精神，意味着医学教育从社会的工具性价值向目的性价值的转化，即教育从社会范式向人学范式的转化。

强调医学生的职业精神教育意味着不仅要从社会要求的角度塑造人，更要从学生的主体性出发，探索学生个体对专业的认知、情感，选择以

---

① 朗格朗．终身教育引论［M］北京：中国对外翻译出版公司，1985：347.

② 鲍曼．工作、消费主和新穷人［M］．郭楠，译．上海：上海社会科学院出版社，2022：41.

③ 杜威．民主主义与教育［M］．王承绪，译．北京：人民教育出版社，2001：325-326.

及承诺。在这样在人学教育范式下，医学生不仅仅被看作一名社会所需要的合格的医疗人才，也被当作独立的发展主体来对待，每个医学生都是独一无二的，他们不仅在社会结构中承担“救死扶伤”的工具性任务，还是具体的人，是物质的，精神的，理性的，感性的人，是被生物性，地理性，经济性，文化性所约束和塑造的人，是丰富的，真实的，多样性的，自主的人。医师职业精神教育不但强调医学生的专业技能发展，更强调医学生人性的丰富化发展。

（三）职业精神教育是发挥人类精神文化财富的积累、传承和创新的载体

医学职业精神是“从业者创立并实现的职业思想王国”①，是在一定历史、社会、经济条件下人一代代从业者们积累起来的，反映本职业的性质和特征的思想、观念和价值取向之和，既体现了过去漫长的历史时期内医疗文化的发展，演变，也体现出医务人员在改造世界过程中被激发出来的活力、意志和道德。医学生职业精神教育，是对这样的精神的生产和再生产过程。

首先，医学生职业精神教育是医师职业精神的积淀过程。教育即生成，是人与人之间灵魂的交流”②，医学生基于自身经验对其自身职业发展过程中，对职业实践情境中所面对的各种矛盾与冲突加以理解和接纳，从而达到职业和自我的平衡的自主构建过程。个体是生活在社会中的，需要通过学习，接受，并内化社会基本价值、文化和规范，完成个体的社会化过程。通过职业精神教育，既可以掌握社会所沉淀的医学知识体系和技能，而且还可以掌握社会对医疗从业者伦理道德的要求，为公共利益而服务等责任。

其次，医学生职业精神教育是医师职业精神的传承过程。卢梭曾经

① 孙福川．伦理精神：职业精神解读及其再建设的核心话语［J］．中国医学伦理学，2006，19（6）：13-17.

② 雅斯贝尔斯．什么是教育［M］．邹进，译．北京：三联书店，2021：2-3.

很诗意的说“人类生来柔弱，所以需要力量，生来无助，所以需要帮助，生来愚昧，所以需要判断力的锻炼，人类出生时所缺乏的一切，长大后所需要的一切，全都依赖教育赐予，正是教育把一个国家的形式赋予人的心灵，并进而形成他的观点和趣味”①。按照卢梭的观点，人的生命不仅是自然过程，也是社会过程和文化过程。自然生命要成为人，就要在肉体的基础上实现精神文化层面的增长。医师职业精神的教育，也可以看作医师自然生命在道德层面的增长。增长是状态，更是过程，这一过程就是医师职业精神的传承。

最后，医学生职业精神教育是医师职业精神的创新过程。个体要在实践过程中，不断“炼出新的品质，通过生产而发展和改造着自身，造成新的语言”。医师职业精神的积累和传导的过程，是上一代的传导和下一代构建的过程，这一过程本身就伴随着创新。同时，医师职业精神教育，是基于时代和人的需要的基础之上的，时代的变化会导致个体需求的变化，所以会引起创新。无论是社会进步还是人性的发展，都必然会带来精神文化财富的增长，所以推动医师职业精神教育发展，还可以实现我国特色医疗文化的传承创新。

三、医学生职业精神教育的原则

教育原则指的是贯穿教育全过程的核心价值与根本规律，体现的是教育的性质、目标、主要内容以及基本形式，教育原则发挥统领全局，指导落实的功能，是教育理论构建中不可缺少的部分。教育原则经常与教育内容、教育路径混淆，这是因为在思考教育原则的时候，没有深入对教育性质的考察。所以，要从教育的属性出发，去探讨教育的原则。医师职业精神可以看作一套协调医疗人际关系的核心价值信念和基本工作规范，所以医学生的职业精神教育属于价值教育。价值教育包含“价值观是什么”的知识性的问题，但其根本目的是用价值观指导行为。医

① 卢梭. 爱弥儿［M］. 彭正梅，译. 上海：上海人民出版社，2007：2，222.

师职业精神教育作为一种独特的价值教育，要遵循以下三个基本原则：

（一）医学生职业教育要有亲和力

价值教育遵循由近及远的规律①，因为青少年的价值观的构建，是从身边人，身边事的观察，模仿和学习开始的，并随着生活空间的扩展而不断扩展。医学生对职业精神的理解和认同，也是起源于对身边的人和事的体验和反思，所以职业精神教育不能悬浮于理论中，而要贴近学生的生活实践，才能引导医学生将职业精神中的一套价值观内化于心，所以，医学生的职业精神教育要遵守亲和力原则。亲和力原则，处理的是教育过程中教育者和教育对象之间的关系问题。

职业精神教育包括从教育者到教育对象的价值输入和教育对象的自我构建，受教育者接受教育输入的原因有两种：第一，引起了情感共鸣，第二严密的逻辑说服了对方，也就是说，教育输入与学生的生活世界关系越紧密，教育输入与学生已有思维体系越吻合，越可以引发共鸣。职业精神教育是教育者与受教育者之间道德文化-心理的互动过程，这一互动医学生职业精神的要从学科，知识的单向流动走向情感，思想和价值，从而帮助学生实现从“知识”到“素养”的转化。

落实亲和力原则的关键在于尊重学生的主体性地位，满足学生的思想需求。价值教育可以满足人的生存需要、优化人的发展方式，这是个体之所以接受价值教育的深层根源。职业精神教育，要“因事而化，因时而进，因势而新”，要与学生的实际需求相结合，只有在“满足了个体在智力、能力、思想素质等方面的精神需要，满足了个体全面而自由发展的需要，才有价值”②。医学生的职业精神教育，要以学生喜爱的方式，讲学生关心的问题。

① 胡萨. 探询走进学生心灵的价值观教育［J］. 思想政治课教学，2023（6）：4-8.

② 杨威. 人为什么需要接受思想政治教育——兼论思想政治教育的个体根源［J］. 思想教育研究，2015（4）：8-12.

（二）医学生职业精神教育要有针对性

价值教育遵循从抽象上升到具体的规律。从具体上升到抽象，是我们所熟悉的认知规律，因为在认识事物的过程中，人们往往先从观察到的具体现象出发，通过分析和抽象，提炼出事物的共同属性和本质特征，最后将概念和原理综合起来，形成对事物具体而全面的认识，这是知识教育的基本过程。但是价值教育，其根本目的在于鼓励学生将学到的价值标准在实践中得到应用和检验，所以遵循从抽象上升到具体的规律，即通过实践，抽象的理论得以具体化，转化为解决实际问题的具体方法和策略，这就是针对性原则。针对性原则，处理的是教育中理论与实践的关系。

落实针对性原则的前提，是以理论支撑价值，如果一个价值观通不过知识的考验，这个价值观又能发挥多大的作用呢？价值观要发挥作用，需要有三个方面的支撑：理论推理，科学事实以及经验事实。即特定价值观所倡导的价值评价标准既要符合逻辑，又要经过科学验证，确认可以符合客观事实，同时，还要能与人类认知领域的客观事实相融合并可证伪。符合以上三个条件，才能算作完备的知识。理论只要彻底，就能说服人，所以价值教育中不光要以情感人，更要用完备的理论解决现实的问题。

但是，价值教育不能围绕理论，以理论为中心来讲，而是要将医生视为了一个“人”来看待（doctor-a-person），关注医生在“成为医生”过程中的感知、理解、观念和想法，不能简单的将价值导向和知识体系强加于医学生群体，而是将其视为有着独立个性、主动性、能动性的主体予以对待。针对性体现在让理论立足、关照并引导生活实践，而不是脱离、或者凌驾于客观的实践，成为被大众束之高阁的彼岸悬壶。没有针对性的教育，可能也是“正确”的，但却是没用的教育。例如，职业精神教育是必须要弘扬主旋律的，但是不能将教育简单化，仅仅是宏观的国家大政方针、政策的宣讲，提一些空泛的口号或者“精神”，而忽视针对医学的特殊性内容，也不能前怕狼后怕虎，走向庸懦和模糊，要能直击社会现实，善于发现问题，并能全面把握矛盾。

（三）医学生职业精神教育要有时代性

医学职业精神教育作为价值教育的一种，需要符合时代的要求。哲学中的价值问题，可以说是个常温常新的问题，经历千年的追问，依然没有公认答案，这些观点的分歧构成了哲学史中璀璨的明珠，也提醒着后辈："哲学对人生命意义的追问和反思，便不是对脱离时空之外的生命本性的抽象演绎和思辨，而是对生活在历史中的、在特殊的社会关系综合体中实现着自己的目的和利益的人的具体生命的审视和反思。"① 可见，价值既是抽象的，思辨的，也是具体的，历史的。

时代性原则意味着职业精神教育的政治底色要与时代底色保持一致。价值观反映特定时代精神，鲜明民族特色以及特定阶级立场，不同历史条件和社会背景决定了不同的社会价值取向。职业精神作为一种价值教育，也需要具体的历史条件和社会关系背景下展开。所以，医学生职业精神教育所面临的根本问题，就是"培养什么人"。在中国特色社会主义基本制度下，教育的根本使命就是培养社会主义建设者和接班人。这就意味着要探索社会主义特色的职业精神教育，其教育底色须与社会主义核心价值观保持一致，同时，还要用社会主义核心价值观来引导职业精神教育内容。

时代性原则也意味着医学生职业精神要应对时代的新问题。十八大以来，中国特色社会主义进入了新时代。新时代，人民健康水平和医疗服务水平都得到了显著的提高，人民健康的重要意义也被提到了新的高度，党的十八届五中全会制定了《"健康中国 2030"规划纲要》，十九大报告中明确指出："人民健康是民族昌盛和国家富强的重要标志"，2020年，习近平总书记在教育文化卫生体育领域专家代表座谈会上的讲话中再次强调：人民健康是社会文明进步的基础，是民族昌盛、国家富强的

---

① 高清海. 中华民族的未来发展需要有自己的哲学理论［J］. 吉林大学社会科学学报，2004（2）：5-7.

重要标志。

新时代，医学生的职业精神教育打开了新的教育格局。健康事业成为国家发展战略，人民健康与新时代三步走战略紧密结合具有深刻的理论意义。从宏观来看，国家发展还是民族复兴，都要落脚到每一位公民的健康幸福，可以说，人民健康幸福是经济社会发展的根本目的；从微观来看，人民不健康就不可能幸福。所以，健康中国战略是中国特色社会主义两个一百年的重要任务。医学生作为医疗事业的接班人，既要有医学人文情怀，也要有家国情怀。

新时代，医学生的职业精神教育增加了新的教育内容。2021 年，习总书记在看望参加全国政协十三届四次会议的医药卫生界教育界委员时，指出“广大医务工作者要恪守医德医风医道，修医德、行仁术，怀救苦之心、做苍生大医，努力为人民群众提供更加优质高效的健康服务。”① 总书记指出了医德-医风-医道三个层次、医德指的是医师个体的道德修为，医风强调的是行业风气，医道则是对医学的本质和目的的思考。如何细化这个框架，是我国医师职业精神理论研究的重要问题，也是职业精神教育的新内容。进入社会主义新时代，医学生的职业精神教育不能再依赖于西方医学伦理学的理论框架，也不能照搬美国《医师宣言》所提出的行为规范，而要在中国特色“三医”模型的指导下，依托中华优秀传统文化，结合社会主义文化和红色革命文化，建设独属于中国的医师职业精神。

新时代，医师职业精神被推到了一个新的高度。2021 年全球健康峰会上，总书记提出“携手共建人类卫生健康共同体”的倡议，在人类卫生健康全球化时代，也必须有一种新的精神基础来配合这个时代。人类卫生健康共同体既意味着要全面加强国际合作，在共商共建共享原则指导下推动全球公共卫生治理水平的提高，也意味着在国内要构建和谐医患命运共同体。

---

① 2021 年 3 月 6 日习近平总书记在看望参加全国政协十三届四次会议的医药卫生界教育界委员时的讲话。

在传统医患关系讨论中，一般倾向于把患者放在弱势地位，讨论重点是强调应该以何种规则去约束医生的专业强势地位，2003 版美国《医师宣言》也没有跳出这一基本逻辑。但是到了新时代，患者的文化水平，健康水平，参与意识都有所增强，患者是“自身健康的全面管理者”“医疗预期的合理设计者”“医疗过程的积极参与者”“医疗秩序的自觉遵循者”，还是“医疗质量的评价者”①。承担如此多角色的患者显然不是医患关系中的弱者，其积极介入与有效作为具有重要意义。医生如何与患者协作构建“医患命运共同体”？在这一过程，医生何为，患者何为？这不仅是新时代医师职业精神的理论问题，还是新时代医疗实践走上新高度的现实推动力。

① 刘云章，赵金萍，戴晓晖，等. 患者何为：在“医患命运共同体”构建过程中［J］. 中国医学伦理学，2019，32（9）：1099-1102.

第二章　医学生职业精神教育的历史经验

“医学总是处理同一事件：治疗疾病，但是它所承担的任务，无论是想象上、制度上、还是科学上、人道上，永远处于变化之中”①。人类医学发展经历了神灵医学阶段、自然医学阶段、生物医学阶段和生物-心理-社会医学阶段。在神灵医学阶段，医生和神职人员等身份重叠，并不是单独的职业，所以这一时期没有专门的医师职业精神。在之后的医学模式，均围绕着“应该如何开展医疗服务”这一核心问题，给出了具有时代特色的答案。

第一节　医学生职业精神教育的师承模式

在远古时期，人类已经有了自我修复行为或者是对他人的照顾行为，医疗知识与经验通过口口相传的方式继承和发扬，但是限于医疗技术水平，可能治愈的疾病非常有限，所以人们也通过祈求神灵和驱除魔邪来获得健康，当时一个医疗团队可能由三种人构成：预言家负责占卜，祭祀负责驱魔，还有一个是狭义的医生，负责包扎，放血等工作。虽然这是落后的医疗模式，可是这种医疗却也为人们提供了终极关怀，并构建了医学“互助”“安慰”“治疗”的底色。随着历史的发展，在朴素唯物主义哲学指导下的医学，实现了“神医分离”，进入了自然医学模式。自然医学阶段给出了大医精诚的答案，即医生要提升自我道德情操，有

① Roy Porter.《剑桥医学史》序言［J］. 医学与哲学，2001，22（9）：20-22.

道德的医生必然会给患者提供高质量的医疗服务，这一阶段可以称作医德自律阶段。这一阶段，医师职业精神教育的主要内容就是一位合格的医生应该遵守什么样的道德规范，培育主要方式是师承。

一、师承模式的教育方式

在我国有历史记载的师承，起源自春秋时期，《皇帝内经》中皇帝与岐伯的问答，既体现了君臣关系，也有师徒的关系；《史记·扁鹊仓公列传》中记载了长桑君传“禁方”给扁鹊的事情，云“长桑君呼扁鹊私坐，曰，我有禁方，年老，欲传与公，公勿泄”，长桑君与扁鹊，扁鹊与子阳，子豹的关系，都是师徒关系。目前考证出中国最早的医学院可追溯到南朝刘义隆，《唐六典》提到公元443年，“太医令秦承祖奏置医学以广教授”①，当时还设置了太医博士，太医助教等官衔，但是7年之后文帝刘义隆去世，医学院随即搁置，影响力不大，一般来说，还是普遍认为师承是我国传统医学的最主要的教育方式。

中国古代医家非常重视以身作则，率先垂范。我国古代著名医家朱丹溪给罗知悌当徒弟的时候，耳濡目染罗知悌抱病教学的态度，对患者宽心解难、身心并治的方法，甚至还帮助经济状况不好的病人解决食宿。朱丹溪深受影响，在自己也成为名医后，他的风范又影响了弟子戴原礼，戴原礼描述老师“四方以疾迎候者，无虚日，先生无不既往，虽雨雪载途，亦不为止”②。这一案例生动的证明了我国传统师徒学习的精髓：师父以自己的学识和态度感染徒弟，徒弟听其言、观行动，揣摩师傅的用意和高尚情操，通过这一途径，既学到了高超的医学技艺，又培养了良好医德品行。可以说，我国传统医师职业精神经过“言传身行”而不断传承演进，形成了博大精深的医学精神文化，既具有传统的仁善、奉献、贵义贱利、精术立德等思想，也包含了现代病人利益优先，维持良好医

① 朱潮．中外医学教育史［M］．上海：上海医科大学出版社，1988：19.

② 黄成德．古代中医教育思想探微［J］．成都中医药大学学报，2001，3（2）：71-73.

患关系的理念。

经过几千年的积淀，中医的积累了很多有意义的师承教学经验：《内经》提出“推而次之，会有条理，简而不匮，久而不绝，易用难忘，为之纲纪”的教学要求，意思是老师在教导学生的时候，要注意前后呼应，条理清晰，简明扼要，注重临床。《素问》提出在师承教育，教师要做到“要而博、小而大、言一而知百”，学生则要“一诵二解三别四明五彰”。另外，古代的医学教育还强调了因材施教，要“各得其能”（《灵枢》）。

古希腊时期的西方医学，也一样采取了师承的教育方式。“希波克拉底式的医生也是通过拜师学艺的方式来接受教育的”①，学徒需要长期跟随师傅来学习基本的医疗技术，直到自己成为师傅，就可以走街串巷，上门提供医疗服务了，如果有些地方生意兴隆，这些医生还可能自己租个店面，固定行医。既然是手艺人，他们的经济来源就是自己的劳动，所以这一时期的医生，主要为有支付能力的人提供服务。希波克拉底誓言是这一时期西方医师职业精神的集大成者，在誓言的开篇就提出医生要对尊敬传授给自己医术的前辈和老师，并将自己所学传授给恩师的后代、自己的后代和发誓遵守本誓言的学生。

基督教的出现深刻的影响了西方医疗职业价值观和教育方式。基督教是带着救赎和治愈的福音降临到人间的，对于普通人来说最直接的救济就是医疗，所以中世纪的传教士大多兼任医生的角色，医生的社会地位有了根本的提升。医生的培养被交给了在教会支持下的“医学院”。不过此时的“医学院”与现代医学院的培养模式是完全不同的，更像医学行会，本质上还是师承。如果说中国传统医学的师承模式，是一个老师带一个或者几个学生，西方的师承更像一群老师带领一群学生。到了12世纪初，在基督教的支持下，医生-药剂师行会成为了活跃在佛罗伦萨的七大行会之一，医学生的教育受到行会的严格控制，教育的目标在于“传播世人认可的医学知识和技能，制定标准，消除医生之间的竞

① 西格里斯．医生在现代社会中的社会角色与社会地位［J］．徐明明，译．社会福利（理论版），2015（11）：1-5.

争，确定收费标准”，既保障了医生的地位和收入，也明确了医生需要遵守的基本价值原则和专业技能。中世纪以后，西方医学教育从师承走向了经院教育模式。

东西方医学教育的传统均是师承，但是却走向了不同的方向：中国的医带徒的形式，老师对学生的专业要求也细也很严格，同时因为衣食住行都在一起，师徒之间的人格影响更大，经常有名师出高徒的佳话，但是也要承认，我国古代的师承是一种民间关系，没有明确的教学计划和教学内容；对于医师职业精神的教育，更多的是“耳濡目染”，所以缺乏理论与实践相结合的系统教学，另外还可能存在家族保护，门派争议等其他问题。中国传统小农社会超稳定性的结构，让医学教育模式也缺乏变革。在西方，医学教育模式很早就从民间师承转向了医学行会，还出现了私人的医学院，但是行会的根本目的并非为了医学的进步，而是为了保障行会内医生的利益，经院教育的根本目的则是为了基督教的渗透，所以行会教育和经院教育从长远来看会禁锢医学的发展活力。总之，师承方式，可以作为现代医学职业精神教育的有益补充，但是亟待变革。

二、师承模式的教育内容

中国《黄帝内经》是自然医学模式中具有代表性的医学理论著作。本书提出了以“整体观念”、“审证求因”、“辨证论治”为思想特色，以“天人相应”、“阴阳五行说”为基本说理工具和以“脏腑经络理论”、“气血津液”、“七情致病”生理病理学说等为核心的整体医学观，将健康和疾病与外界环境以及心理活动联系起来进行观察和思考。虽然内经的医学观点尚未完全脱离神灵，但是却帮助中医实现了从神学向科学的过渡，而且也已经对医生有了医术和医德方面的规范和要求。

首先，自然医学阶段，在朴素唯物主义哲学指导下的医学，实现了“神医分离”，具有代表性的是《内经》,《素问・宝命全形论》有云“天覆地载，万物悉备，莫贵于人”，孙思邈说“人命至重，有贵千金，一方济之，德逾于此”，这就是中国传统医德中的“贵生”观念。

既然生命如此可贵，而且医术关乎人的生命，所以医者必须谨慎行医，与贵生观念相一致的精勤观念也就应运而生了。《周礼》记载，早在周朝我国形成了医学分科制度和医师考核制度，“十全为上，十失一次之，十失二次之，十失三次之，十失四为下”，开启了对病例的记录和分析死亡原因的历史。那为什么有的医生可以“十全”，有的医生却“十不全”呢？《内经》也给出了回答，说是因为医者“精神不专，志意不理，内外相失，故时疑殆”（内经．征四失论）。东汉医圣张仲景提出了“勤求古训，博采众方”的求学态度，晋代的杨泉提出“夫医者，非仁不可托也，非聪明理达不可任也，非廉洁淳良不可信也”（杨泉．物理论），从仁，智，廉三个方面去考察医生的职业道德。

孙思邈在《千金方大医精诚》一文中认为医道是“至精至微之事”，史堪也认为“医者之精粗，病者之性命，死生性命之所系，医之道不得不为之难也”，学医必要抱着精诚之心，认真学习。孙思邈曾经一针见血的指出有些不好好学习的“愚者”，“读方三年，便谓天下无病可治；及治病三年，乃知天下无方可用”，贻笑大方。学习医学，一定要“博极医源，精勤不倦”。

宋明时期处于我国医德思想的完善时期，涌现出来了一大批医德方面的专著，例如张杲的《医说》，从医生修养和医生行事原则方面补充了孙思邈的学说。张从正的《儒门事亲》，把医学提高到了孝道和仁道的高度。徐春甫的古今医统提出“医为司命之寄，不可权饰妄造”，而应“精心研习”，以求“学功精深”。

当然精湛的医术不仅来自于学习，还来自于反复的实践，书本知识和医疗实践还是有一定的差异的，所以学生要多临床，反复临床，直到用药水平能够达到“无一病不穷究其因，无一方不洞悉其理，无一药不精通其性”。作为一名合格的医生，不仅要认识疾病，更要体会疾病，“世有愚者，读方三年，便谓天下无病可治，及至病三年，乃知天下无方可用”（孙思邈《大医精诚》），要掌握精湛的医术，还要要用心揣摩，慎思明辨。

其次，强调医生要重义轻利。我国最早神农尝百草的故事体现了医师的“以拯夭亡”、“令民知所避”的英雄主义精神。印度的《妙闻集》提出，医生要尽力为患者服务，甚至牺牲自己的生命也在所不惜。无论是中国传统医学还是印度的传统医学，都强调了医者重义轻利的精神。“重义”回答了医生为什么要奉献自己。古罗马作家普林尼就提出了“医生和患者之间应该是亲近的，患者们把性命都托付给了医生，他总是雪中送炭，及时出现，患者不会令他心生厌倦，他以同情之心倾听我的呻吟，他在诸多患者中最关心我的健康，维系我们的并不是医患关系，而是朋友关系”。明代裴一中在《言医》指出：“医何以仁术称？仁，即天之理、生之源，通物我于无间也。医以活人为心，视人之病，犹己之病。”

“轻利”回答了医生应该如何奉献自己。公然凭借医术的高明要名要利则是医生所不齿的。古罗马名医盖伦曾经说过“既想发财又要行医，这简直就像就像鱼与熊掌一样不可得兼”①。阿拉伯名医迈蒙尼提斯的名言是“愿绝名利心，尽力为病人”。明朝著名医学家李梴在《医学入门》中提出：“治病即愈，亦医学分内之事也。纵守清素，借此治生，亦不可过取重索，但当听其所酬。如病家赤贫，一毫不取，尤见其仁且廉也”。在我国传统文化中，医家以医为谋生工具，不能不向病家索取报酬，但并无关于医生诊金的统一标准，根据医生的名气（例如有绅士名头的儒医比普通医生酬金要高）、病情的严重程度和病人的经济状况而定，很多时候，医生的报酬都是根据患者意愿给付的，有的医生虽然一生清贫，但是依然坚守“纵守清素，听其（病家）所酬”的道德操守。陈实功甚至认为，遇到那些贫困的病人，医者不仅要免费施以医药，更应该视自己的经济状况，助以一定的钱财，否则，患者有药而无饭食，依然性命难保。这些要求，显然超越了普通的医患关系，到了“兼济天

① King H. P. N. Singer: Galen: Selected Works: Translated with an Introduction and Notes (World's Classics) [M]. Pp. lii. p448. Oxford and New York: Oxford University Press, 1997.

下”的高度。

第二节　医学生职业精神教育的学院模式

从18—19世纪开始，近代科学迅速发展，数学，物理，化学，生物与医学联系越来越密切，也激发了医学技术的突飞猛进。医学研究深入到了神经和细胞的层次，辅以物理学和信息技术的发展，医学对人体生命现象和疾病的认识更加深刻与精确。疾病的治愈率显著提升，让人们相信疾病从发生、发展到治疗、预后都是生物学因素在起作用，每种疾病都可以从人体的组织器官的形态或者化学变化来诊断、治疗。得益于医学技术的飞速发展，人类对自己的生物属性有了越来越深刻的了解。在现代科学理论的冲击下，个体的独立性、自主性和经济的自由竞争理念越来越深入人心，教堂的权威也受到了挑战，宗教精神枷锁不再束缚医学发展，正如哈维所说，“我要申明，我学习与教授解剖学，不是根据课本，而是根据实际解剖经验，不是复诵哲学家的理论，而是依据大自然的机理”①。

自然科学的发展，解放了社会医疗思想，提升了医疗水平，让医学进入了一个新的历史时期，发展为一个完整的科学，成为一门独立的专业，也推动了医疗模式的变革，医学正式进入到生物医学模式。在生物医学阶段，医疗服务形式超越了传统中式的“一桌一椅”或者西式的走街串巷，而以组织化的医院形式出现，医患关系不复传统时期的亲密无间，有了公事公办的医疗距离和“医强患弱”的医疗关系，所以需要严谨系统的行为规范来约束医师的行为，按照医疗伦理规范行医的医生，才能提供良好的医疗服务，这一阶段可以被称为医学伦理阶段。医师职业精神教育的基本方式是学院模式。

---

① 波特. 剑桥医学史［M］. 张大庆，李志平，刘学礼，等译. 吉林：吉林人民出版社，2000：168.

一、学院模式的教育方式

因为宗教权威受到挑战，宗教与医学的关系越来越淡薄，医学行会的权力也被打破，以前由行会把持的，关于医师的教育和医师资格的审核权力，也逐渐转移到了国家机构，于是，现代医学院也逐渐出现了。一般认为，创办于公园九世纪的萨勒诺医学院是西方最早的医学教育机构，这个医学院被认为是经院医学转向经验医学先驱，因为他不受教会控制，属于世俗医学教育机构，有自由的学习和环境，还可以解剖尸体，但遗憾的是这一转变并没有得到其他高校的呼应。到了 12 世纪初，虽然巴黎大学、牛津大学、剑桥大学等大学都普遍设立了医科专业，但是却将医科归于文科。

17 世纪末，马尔比基在观察人的肝脏、皮肤，腺体、大脑和内脏器官中，大量使用显微镜，倡导用物理和化学的实验研究方法来改造医学，他的这一设想在 18 世纪中期得到了落实，至此大学的医学教育课程设置才发生了根本性变化，西方医学教育正式从文科走向了医科，以帕维亚大学的医学专业课程设置①为例，14—17 世纪医学被当做文科来教育是有事实依据的，但是到了 18 世纪，大学的课程设置导向出现变化。

表 1　帕维亚大学医学专业课程设置的变迁

序号	14—17 世纪	18 世纪
1	古代医学经典	解剖学与外科学
2	逻辑学	外科手术与产科
3	修辞学	医学原理
4	数学	内科
5	占星学	化学、药用植物学

① 张大庆. 医学史十五讲［M］. 北京：北京大学出版社，2007：165.

虽然现代医学教育的萌芽出现在欧洲，但是美国却后来居上。十七世纪初，大批欧洲移民来带美洲大陆，这里面就包括了医生，以这批人为核心，利用师带徒的培训方式，迅速在北美培养出大量的医学人才，之后，美国开启了现代医学教育。“1765 年，殖民地第一所医学院——费城学院建立。18 世纪末，正式被认证的医学院已达 32 所，授予医学学位的大学已经增至 10 所，包括费城学院、哈佛学院、宾夕法尼亚大学、哥伦比亚学院等”①，从这时候开始，医学教育有了学习年限限制、结业考试规定（虽然是简单的口试），还有学位的设置和授予仪式。到 19 世纪后期，美国学习德国的先进经验，设置了生化、生理、病理等实验室，让医学教育更有科学依据。但是 1910 年《弗莱克斯纳报告》批判了当时美国医学教育低门槛，课程体系杂乱无章，医学门派林立，缺乏实验和临床实践条件等的问题，提出了重塑医学教育的远见，让医学教育从混乱的个人教学模式转向医学院的系统教学。这个报告敏锐的提出了当时美国学院模式教育的漏洞，虽然还没给出明确对策，但也奠定了全球现代医学教育的根基。

在这一历史阶段中，我国传统中医教育也受到了世界潮流的冲击，开始了“西医东渐”的改革。清朝末年，经历了“以公立（国立）的西医学校、私立的西医学校和教会医学校为主体，西医教育为基础”② 的全新的医学教育体系。我国现代医疗教育体系的建立离不开三股力量发挥作用，第一股是外国传教士的力量，1866 年，美国公理会在广州创办南华医学堂，各地教会纷纷举办西医学校，有些医学院到现在还很有影响力（例如湘雅医学院、华西医学中心等），传教士的初衷是利用医学赢得中国人民的信任，方便传教，但是客观上，也促进了“西医东渐”。第二股是中国留学生民间办学的力量，1909 年美国利用一半庚子赔款来资助中国学生赴美留学，有很多人学习的是医学专业，并回国在各个医

① 段丽萍，汪玲. 北美国家医学教育的历史与现状［J］. 学位与研究生教育，2007（3）：69-73.

② 张友元. 简明中外医学史［M］. 广州：广东高等教育出版社，2008：212-214.

疗机构担任重要职务，例如著名的医学家沈克非等，还有些留学生致力于医学教育，例如女留学生金韵梅任教北洋女医学堂培养初级女医护人员①。当然，在这个过程中，最重要的力量还是政府的力量。1906 年开始，山西巡抚衙门开办了山西医学堂，随后北洋政府也颁布了学校设置的系统方案，医学教育被正式列入公立学校的教育（区别于传统的师带徒私人教育方法），“1912 年左右，政府一共兴建了 25 所医学机构，其中有 21 所都属于西医院校”②，这些教学机构在经费、招生、专业和课程设置以及学生管理模式方面都深入得学习了西方医学院校，也形成了我国现代医学教育的基本格局。

二、学院模式的教育内容

学院模式让医学生职业精神教育进入系统化，制度化的阶段。医师职业精神与临床实践结合在了一起。福克罗伊认为在新型的医学院里，学生“读的少，而看得多，做得多”③，“实践这门手艺，如今将成为（医学）教学的主要内容”，在十九世纪法国的医院，医学生要学习担任实习医生，要监护病人、书写病理、并按照主任医生的医嘱做一些诸如放血、打绷带等简单的医疗操作。到了拿破仑时期，这种临床实践更以“住院医制度”的形式被保存了下来，成为医学教育的重要形式。

在这一时期，还出现了新型的医师学会。因为这一时期医院逐渐组织化，商业化。为了保护医生之间不要恶性竞争，或者个别医师违法行医破坏整个行业的形象，医生再次以全新的方式联合在一起，组建“发布伦理守则和行业准则的学会团体”。同时，为了对抗生物模式引起医疗器官化和商业化的问题，医学院校还相继开设了人文类课程。例如我

① 苏全有，李伊波．对中国近代医学教育史研究的回顾与反思（上）［J］．南京中医药大学学报（社会科学版），2013，14（2）：51-56.

② 刘洋，张培富．近代医学教育的“名”与“分”：兼论山西医学院校的变迁［J］．自然辩证法研究，2017（3）：123-127.

③ 张大庆．医学史十五讲［M］．北京：北京大学出版社，2007：167.

国协和医学院，在 1922 年已开设了医学史、医学伦理学、医学法律讲座等课程，学生要每周上一次课，一次课程大约一个半小时左右。通过课程给予医学生更系统的职业精神培育，这是医师职业精神教育发展的一个里程碑，也让职业精神教育走上了一个新的历史阶段。这一阶段的职业精神教育具有以下特点：

首先，强调了医学的专业性。医学技术的进步和治愈率的提升，对医学专业性的发展具有决定性意义，肯定了医疗技术的市场价值，也包含了对医生个体、医疗自治以及社会契约的尊重。这一阶段的医师职业精神在专业分工基础上，形成了医患分离、医者权威、医疗福利为核心的职业精神，孕育了现代医师职业精神的雏形。

其次，医师职业精神失去了自然医学模式下浓厚的伦理道德色彩。近代医学是建立在实验依据基础上的，医学科学主义占据了绝对优势，人们对医学的理解都用“显赫科学”（在当时的语境下，这些科学就是物理和化学）语言来表述，所以也导致了医学人文精神的式微，还是以协和医学院为例，虽然有相关的人文类课程，但是课时少、课程内容设置和讲授方式相对比较单一。所以，也有观点认为这一时期的医疗过于依赖机器、医疗行为被切割为很多“零部件”，对人文视而不见，医生这个专业逐渐演变为赚钱谋生的手段。

在我国，以解剖、生理病理、细胞生物为理论特征的西医与阴阳五行六气脏腑经脉的中医产生了巨大的分歧，引起了“中西之争”。1929 年，第一届国民政府中央卫生委员会甚至通过“废止中医”的提案，虽然因为中医界强力反抗这件事情不了了之，但是近代西医以“科学”的面目示人，得到了极大的发展，而中医却因为无法用“西方科学”的方法来衡量而受到较大冲击。相应的，中医所包含的大量宝贵的关于医学道德和人文修养的资源也被忽视了，我国传统医德的发展也受到了很大的干扰，再加上近代 100 年的悲壮历史，导致我们拥有丰富的医德资源，当代医学伦理、职业精神的研究和教育中处于落后位置，1803 年英国的托马斯・帕西瓦尔（Thomas Percival）就出版了《医学伦理学》，直到 1932 年，我国才出版了由宋国宾主编的《医学伦理学》教材，而且还未引起重视，实在是历史的遗憾。

第三节 医学生职业精神教育的整合模式

20世纪七十年代以来，全球医学从生物医学模式转向了生物-心理-社会的医学模式。美国罗切斯特大学医学院的恩格尔教授在《科学》杂志上发表文章①，提出生物-心理-社会模式（bio psychosocial model）应该成为医疗和教学的基本框架，恩格尔教授发现，认知评价与患者的躯体疾病有密切的联系，而认知受到社会各个因素的影响，所以如果个体出现健康和疾病问题，应该进行系统分析，既要考虑器官问题，也要考虑引起疾病的心理和行为因素，如图1所示。

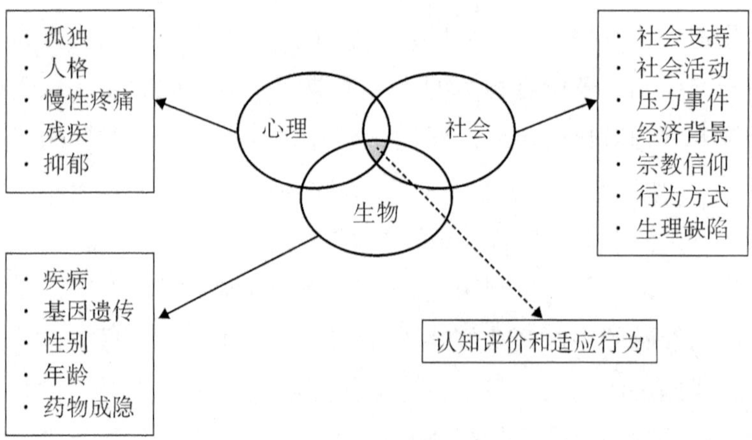

图1 生物-心理-社会医学模式图

（资料来源：The Need for a New Medical Model）

---

① Engel G L. The Need for a New Medical Model: A Challenge for Biomedicine[J]. Science, 1977, 196(3): 3-21.

恩格尔教授所提出的生物-心理-社会医学模式，体现了全社会对生物医学模式下医患关系的反省。在生物医学模式下，医疗实践着眼于“生病的器官”，生物-心理-社会的医学模式强调将患者看作一个整体进行系统分析，既要从科学的角度去分析疾病，也要从社会和心理的角度关注引起这些疾病的因素。这种全新的医学模式，激发了医学教育的整合模式。整合医学教育的根本价值取向就是消除各类知识的分界，建立各类医学知识之间的内部联系，把医疗看作一个整体，培养学生养成对医疗知识的系统理解和灵活运用的能力。

1970年，范·伦塞勒·波特（Van Rensselaer Potter）在《生命伦理学——通往未来的桥梁》一书中第一次使用了“生命伦理学（bioethics）”的概念，这两个范式级别的概念几乎是在同一时期提出并非巧合，而是有深刻的历史背景——生物医学模式遭到来自各个维度的反思和批评：

第一，医学人文和医疗科学技术谁应该处于优先地位？在生物医学模式下，医学人文精神越来越退居次要地位，医疗行为被切割为很多“零部件”，对人文视而不见，医生这个专业逐渐演变为赚钱谋生的手段，病人虽然身体被治愈，但是心灵上和人格尊严上却被伤害，这是好的医疗吗？

第二，应该如何看待技术的发展？在过去的100年，医学研究的成果也越来越有了社会学意义。世界人口每40年就要翻一番，医学研究的成果也越来越有了社会学意义。比如青霉素挽救了成千上百万的伤病的人，随之而来的抗生素，性激素，避孕药，可以有效抑制工业化国家的人口爆炸，而且提升了女性的地位和职业自由度，从根本上改变了传统的性别观。因为人工辅助生殖技术，家庭，亲子关系也需要进行重新思考。过去百年医学的发展水平以及拯救的生命数量，提升平均寿命方面，超过了医学出现以来的所有时期之和。最开始技术狂欢过去之后，人们开始反思，医疗技术的进步到底是为了什么？如果技术上可以实现，就可以应用于临床吗？医学技术的发展是为了遵循顺应自然规律，还是超越自然自然规律？

比如按照自然规律，性与生育是紧密结合的，但是人工辅助生殖技术出现后，性行为和生育可以出现分离。按照自然规律无法拥有孩子的夫妻，可以利用先进科技获得孩子了。所以，在这一项技问世之处，被人们称赞为“二十一世纪最伟大的发明之一”。可是通过人工辅助生殖生出来的孩子，最多会出现两个父亲（生理学父亲和社会学父亲），三个母亲（社会学母亲，代孕母亲，卵子母亲），孩子何以自处？更不论人工辅助生殖所带来的子宫商业化，以及社会学父母婚姻破裂之后孩子的归属等在自然生殖中根本不会出现的问题。所以医学的目的是到底是什么？是坦然接受自然衰退还是利用现代技术进行人工增强？是恪守自然规律还是加入人工干预？

第三，应该如何衡量医学技术的发展？是为了让科学更“科学”，为了满足科学家的兴趣，还是为了服务人类健康？以高血压为例，用某种药物可以降低 30% 的心脑血管疾病。从技术来看，可以算是一次进步，毕竟在预防高血压带来的后遗症上，又往前进了一步。但是这 30% 既可意味着从 100% 下降到 70%，也可能意味着从 10% 下降到 7%，如果说“目前中国 40 岁以上高血压人群 10 年内脑血管事件发生率最高是 15%”①，那么长期服用抗高血压药物，成功避免心肌梗死和脑卒中的发生的概率大约 4.5%。这种药是否应该算作技术的发展？

综上，随着医学科学技术的发展，医学的科学性和价值性之间的张力越来越强烈。我们越来越需要把生物学知识和人类价值体系知识结合起来的新医学，这是生命伦理学的历史使命，也是“生物-心理-社会”医学模式的革命性的意义。在这一阶段，好的医疗服务的内涵越来越广泛和深刻，所以对医师的要求也不再局限于按照既定规范进行专业化技术操作，而要成为复合型人才。这一历史阶段可以被称之为生命伦理阶段，这一阶段的医师职业精神教育的主要内容是生命伦理的综合学习和思考，基本方式是整合模式。

① 韩启德. 医学的温度［M］. 北京：商务印书馆，2020：71.

一、整合模式的教育内容

整合医学教育的改革过程可以分为两个阶段，第一个阶段是 20 世纪五十年代开始的，由美国西储大学（Case Western Reserve University）发起的“以课程为重心”转向以“器官系统为重心”的转变；第二次是七十年代开始的，从课程教育向整合教育的模式的改革。相应的，医师职业精神也面临着“从个体到医学共同体的转化，从个体自律到行业自治的转化，从传统道德到法律制度的转化，从医学家长制到患者自主权的转化，从重视个人健康到承担社会责任的转化，从重视生命到重视生命质量的转化”①，所以医学生职业精神教育也面临着整合。关于医师职业精神教育的整合模式，最具代表性的是美国的 TIME（transformation in medical education）项目。TIME 项目把医学生的职业精神构建分为六个主要因素和 30 个子类，如表 2 所示：

表 2　美国医学生职业精神教育内容框架

主　因	子　类
态　度	人文主义、跨文化交流能力、服务导向
人　格	领导力、好奇心、心理弹性和适应力、不断改进、洞察力
责任和义务	保密、保护隐私、信守承诺
习　惯	自学、批判性思维、自我保护、适度移情、回馈、自省
人　际	授权和合作、合理人际界限、维持积极的人际关系、积极沟通、以病人为中心、选择恰当的职业榜样
认知和认同	医学知识、观察技巧、文化感知、洞察力、情商、职业伦理、解释沟通能力

医师职业精神教育中的整合模式具有如下特点：首先，是医学专业教育课程与医师职业精神类课程之间横向整合。近年来，医学人文伦理

① 张云飞，李红文. 从传统医德到现代医师职业精神——中国传统医德的现代转化[J]. 医学与哲学（人文社会医学版），2011，32（6）：11-14.

素养培养受到越来越多的关注，培养方案也开设了系统化、体系化的医学人文类和伦理类课程，例如“美国、德国的人文课程学时达 20%～25%，英国、法国、日本为 10%～15%”①，其中课程的系统性和覆盖面也越爱也有广泛，其内容可能涉及到“国内外文化、哲学、法学、心理学、伦理学、人类学、社会学、近现代社会发展史、科技发展史、经济学、逻辑学、语言学、美学、文学等，注重在整个医学教育乃至医学科学、医疗卫生体系贯穿人文教育思想”②。

其次，是教育内容与医疗实践的整合。当代医师职业精神教育越来越注重对学生在医疗工作实践中涉及到利益冲突、道德选择、知情同意、患者隐私、病情告知以及临终关怀等问题的引导。例如法国的《医学专业指南》中就写道“虽然你是最年轻，最缺乏经验和的人，但是你必须尽最大努力让病人感到心理舒服”③，对病人要有礼貌，遇到父母带着小孩子来看病，与其和父母问病，不如直接问孩子，这样孩子就不会感到“被忽略”，还要耐心听病人主诉，不能随意打算，不要过急做出诊断，以及要为病人树立治愈的信心等，这些内容虽然平实，但是很具有操作价值。哈佛大学则注重医学生在利益和价值冲突的情境下的决策和原则能力。艾伦·罗思曼在回忆自己的哈佛医学院在入学面试时说，一个非常胖的面试官问她“你觉得我胖吗?”或者“我岳父的了癌症，癌细胞转移到了骨髓，他疼痛难忍，请求我给他吗啡了结生命，我应该给他吗?”④，这些题目粗看让人摸不到头脑，但是却是对未来医疗工作中所必须面对的价值困境的预演，具有实战意义。

最后，围绕患者基本情况，将病人的身体疾病、心理健康、社会环境等因素进行纵向整合。在欧美等发达国家，医学教育是精英教育，资源投入比较充裕，所以从第一学年就安排医学生接触患者。在美国，医

---

① 孙鹏. 医学生人文素质教育体系构建研究［D］. 第三军医大学，2012.

② 同①.

③ 蒯强. 法国医学院校人文社会科学课程及其特色［J］. 复旦教育论坛，2004，2(1)：93-95.

④ 罗思曼. 哈佛医学生的历练［M］. 杭州：浙江人民出版社，2016：5-6.

学生刚入学就会被指派追踪一个病人或一个患者家庭。学习如何收集病史，与病人相处。以哈佛医学院为例，医学生都要修一门名叫“病人-医生（patient-doctor）”课程，这个课程分为三个阶段，基本贯穿哈佛医学生培养的全过程。第一个阶段和第二个阶段的课程侧重于病史采集和简单的查体练习，在这个过程中，强调人文关怀和抚慰技术，为日后的正式开展医疗工作做好精神和情感上的准备。第三个阶段则是聚焦医患沟通，着力提升学生的医患沟通技巧，例如有技巧的向病患传递坏消息，如何克服对未知疗效的恐惧和焦虑，以及如何在于病患共情的同时还能保持自己心态的健康和积极。

二、整合模式的教育方式

在医师职业精神的教育方法上，美国和加拿大等西方国家也形成了比较完备的体系，如表 3 所示：

表 3　医师职业精神教育方法体系

教育路径	教育方法	临床前学生	临床后学生
教　学	讲座等课堂教学	●	
	小组研讨	●	●
	直接辅导	●	
	教材等阅读	●	
社会实践	仪式实践（医学生誓言、大体老师、白大褂授予仪式）	●	
	体验实践（社会实践、志愿服务等）	●	
	反思实践（临床医疗实践）		●
文化影响	榜样示范	●	●
	导师指导	●	●
	参加活动	●	

资料来源：理查德克鲁兹. 医学生职业精神培育。

2010 年卡耐基基金会宣言发布之后，西方医学教育紧跟步伐，基本开发出了医师职业精神教育的内容和路径。我国医师职业精神的教育是一个全新的教育命题，还没有专门的教育体系，但是已经渗透在其他教育中：

第一，我国医学生职业精神的教育是渗透于临床实践中的。医学专业培养离不开医疗实习和带教，每个老师都有自己的看病理念和方法，学生则是通过长期观察和体悟，来学习老师治病的精髓，并潜移默化的感受到导师对待病人的态度，说话的语气，沟通的技巧，以及在诊疗过程中所体现出来的高尚的医德，进行自我反思和学习，这是目前我国医师职业精神教育最常用的方法，也是我国中医传承了几千年，被证明是有实效的方法。但是问题在于，这样的教学无法量化评估，所以也无法对学生的学习成果进行测量。

第二，我国医学生职业精神的教育渗透于思想政治教育中的。人民革命时期，医学教育遵循毛主席提出的“政治坚定，技术优良”的医疗干部的要求，培养了一大批医务人员，虽然战争年代条件艰苦，但是医学学员们一边学习，一边参与生产劳动和战地救援。奠定了新中国医学教育的基础，医学生思想政治教育和专业教育一起抓的传统也延续了下来。1981 年 12 月，卫生部在西安召开高等医学院校工作会议，提出了把医学生思想教育与解决实际问题相结合的思政教育基本思路，会后颁布了《关于加强部属高等医学院校学生思想政治教育工作的几点意见》① 等文件。1990 年卫生部在北京召开部属高等医学院校思政教育政治工作扩大会，总结十年医学生思想政治教育工作经验，提出思政教育要以说服疏导为主，要适合青年人特点，要在学生中开展学习白求恩活动，并狠抓社会主义、爱国主义、医风医德教育。

2004 年中央十六号文件以来，全国高校思政教育揭开了新篇章，“思想政治教育热点研究必然要符合其所处的时代背景、学科背景，必

① 朱潮，张慰丰. 新中国医学教育史［M］. 北京：北京医科大学、中国协和医科大学联合出版社，1990：309.

须具有鲜明的实践指向”①，医学生职业精神教育与思政教育协同，既是贯彻培养新时代中国特色社会主义医疗人才这一根本任务的切入点和协同点，具有时代背景；又是专业教育和思政教育的协同点，尊重了医学生的学科背景，更符合医学生的切身利益和思想特点，有利于我国医疗体制改革的顺利推进，具有实践指向。

经过十几年的发展，医学生思政教育积累了丰富的经验，当前我国各医学院均广泛开展诸如新生入学宣誓、“拜师礼”、授予学生白大褂、无语老师启用仪式、5.12 护士节庆典、名医讲座、专业技能大赛等活动都是独有的校园文化活动。设计得当的话，对医学生职业精神的培养一定可以发挥重大影响。值得一提的是，医疗志愿服务也是医学院校重要的教育方式，医学生可以通过社区健康咨询、寒暑假社会实践，将专业知识与人民群众基础的需求相结合，在实践中锻炼自我，提高对医疗服务的自豪感和热情。

第三，我国医学生职业精神的教育渗透于医学伦理道德课程中的。医学伦理课程在医学类院校是普遍开设的，也是医德教育的重要阵地，客观上承担了医师职业精神教育的责任。医学伦理学课程可以向学生提供丰富的伦理两难的案例，既能引导学生深入思考医疗职业的价值冲突，又能在矛盾中理清自己的职业价值取向，对塑造医师职业精神具有积极的作用。

正如上文所分析的，整合医学是当代医学教育的趋势，但是渗透或者融入，是不是整合？应该来说这几个概念之间还是存在一定的差异。通过渗透等隐性教育，我国医学生职业精神教育在一定程度上实现了与医学伦理、思想政治和医学专业教学的整合，但是渗透毕竟不是整合，持续通过“渗透”的方式进行医学生职业精神教育，可能会存在教育目标不清，教育理论模糊，教育资源匮乏，教育师资不稳定等风险。为了适应整合医疗的理念，培养高素质高水平的医疗人才，我国必须要在整合趋势的指引下，重塑医学生的职业精神教育。

① 冯刚. 把握思想政治教育热点研究的发展规律［J］. 思想教育研究，2018（2）.

第三章 医学生职业精神教育质量调查

本章将在理论研究的基础上，针对当前医学生的职业精神发展水平、医学院校职业精神教育实效以及影响医学院校教育实效这三个问题，进行实证研究。数据来源是个体访谈和问卷调研为数据来源，数据分析方法是描述性统计和聚类分析法和相关分析法。

第一节 问卷编制

探索医学生职业精神的教育问题，首先要对现有医师职业精神教育水平和实效进行评价。目前，关于医师职业精神测量的工具研究还不充分，前文所提到的荷兰学者编制的77项量表，主要针对的是西方医疗体制下的住院医师，无法直接套用在我国，更无法套用在医学生身上，可以说，目前关于医学生的职业精神发展水平和医学生职业精神教育实效的测量问卷都比较缺乏。所以本章内容分为问卷编制、变量设计和研究结论三节。

一、医学生职业精神发展水平问卷编制

针对医学生的职业精神发展水平的问卷应该包含哪些内容？鉴于目前研究基础不足，本研究试图通过访谈各个学习阶段的医学生以及已经具有医疗实践经验的医师来获取灵感。

（一）个体访谈提纲

按照前文理论分析结论，医师职业精神的结构可以包括职业动机和价值追求、职业认知、职业情感、职业冲突和职业肯定、职业评价以及反思等内容，所以本研究依据这一框架来设计问题，如表4所示：

表4　医学生职业精神发展个体访谈提纲

序　　号	纬　　度	问　　题
1	动　　机	当初为何选择学医
2	认　　知	你心目中的医生应该是什么样子的（2-1 感性认识） 您认为医生的专业性体现在什么方面（2-2 理性认识）
3	情　　感	就现在而言，对当初学医的选择有何感受？
4	评　　价	对现在的自己的医学经历（求学和工作）有什么评价
5	反　　思	如果重新选择，是否还选择学医
6	冲突和肯定	学医以及从医以来最大困难是什么（6-1 冲突） 最大的成就是什么（6-2 肯定） 这些困难和成就如何影响了你的职业精神（6-3）

为了体现样本的代表性，本次访谈对象选择已经基本完成学业，对医学专业和医疗行业有较高的了解水平的高年级本、硕学生，以及已经身处医疗行业的年轻医生和资深医生，共20名，基本信息如表5所示：

表5　医学生职业精神发展现状个体访谈受访人员情况

编　　号	性　　别	基　本　情　况
1	男	学医七年，现为某临床医学院研究生
2	男	学医七年，现为某三甲医院住院医师
3	女	学医七年，现为某二甲医院住院医师
4	男	西医专业，学医八年，现为某三甲医院住院医师
5	女	学医七年，现为某二甲医院住院医师
6	女	学医七年，现为某三甲中医院住院医师

续表

编号	性别	基本情况
7	男	学医七年，现为某二甲医院住院医师
8	女	学医七年，现为某医疗器械公司项目经理
9	男	学医七年，现为某三甲医院住院医师
10	男	学医七年，现为某中医药类相关事业单位工作人员
11	男	学医八年，现为某医学院博士研究生
12	男	学医七年，现为某三甲医院住院医师
13	女	学医六年，现为某临床医学院临床专业硕士研究生
14	男	学医四年，现为某校临床医学专业五年级学生
15	女	学医七年，现为某校临床医学专业硕士研究生
16	女	学医三年，现为某校临床医学专业本科生
17	男	学医一年，自学四年，现为某校中医学二年级本科生
18	女	学医七年，现为某校临床医学硕士研究生
19	男	学医五年，现为某校临床医学本科生
20	男	学医七年，现为某校临床医学硕士毕业生

按照以上编号方式，下文中的引用将采用个人编号+采访提纲编号的方式表达，例如第一位受访者对采访提纲中第一道问题的回答，将用1-1来表示，相应的，第一位受访者对第二道问题的回答，用1-2-1和1-2-2来表达。

（二）个体访谈结果

访谈通过“你心目中的医生应该是什么样子”和“您认为医生的专业性体现在什么方面”这两个问题，请受访者从感性和理性两个方面对医疗职业特征进行描述。结果显示：受访者认为医生表面看起来是菩萨心肠，霹雳手段（1-2）；温文尔雅，治病救人，学识渊博（2-2）；神圣，高大、充满正义而且博学（3-2）；亲切、可靠、整洁，举手投足得体大方，生活工作中都或多或少展现出科学的严谨和智慧的魅力（11-2）；开朗、稳重、严谨、健康、平易近人（12-2），沉着，有耐心（20-2）当然也有受访者提出医生也应该能够“得到和自己的付出等价的回报”（16-2）。

在理性认识上，受访者认为医学的专业性体现在多年系统的学习所掌握的较为全面、体系化的专业知识；从临床实践中得来的不可替代的医疗经验；身处医疗行业的平台，能够及时获取的学科专业新进展等内容（14-3），还要针对某一类疾病具有深入的研究（2-3）；客观的分析病情，不被主观情绪所影响（4-3）；作为一名医生，要能够面对病人时的严肃认真，对于病史及病人的客观倾听，对医学知识系统化的掌握，包括基础医学、临床医学，可以帮助病人了解疾病。对疾病的发生、发展及预后客观的评述，并使患者了解，能够客观提出治疗方案及优缺点。对医学瓶颈问题熟练掌握，治疗方案及预后准确选择及评估（13-3）。在伦理性方面，有的受访者认为做医生首先是“为人”，要做一位懂得常规的、正确的行为准则的人，其次是医疗品德的专业体现，再次是医疗业务的专业。故为医者，先为人，善医德，再行术（9-3）；另外，人生观价值观也应该有医生的烙印（12-3）。

综上，个体访谈结论印证了医师职业精神的理论结构，也形成了问卷的基本纲目。接下来，参考现有工具，形成问卷基本条目，设置问卷初稿，并与其他期刊文献中关于医学生职业精神的研究成果相对照，根据初试问卷修改原始问卷。

经过以上步骤，本研究完成了《医学生职业精神水平测量问卷》（见附件二）。本问卷是针对医学生的，目的是评估医学生职业精神发展的水平和问题，量表均采用李克特 5 点计分方法，非常清楚/非常符合，计 1 分，完全不清楚/完全不符合计 5 分，正向计分题得分越低说明医学生职业精神程度越高，反向计分题得分越高说明医学生职业精神水平越高，试测问卷全部数据采用 SPSS 25.0 进行分析。整套问卷共包括 44 个问题。其中 6 个基本信息问题包括性别、家庭背景、年级，家庭是否有人从医等和 38 个量表问题，包括职业认知水平（对职业价值的认知和职业规范的认知)、职业情感水平(对职业的自信、自豪等)和职业行为倾向水平(内化职业价值、遵守专业规则、尊重患者、职业投入、职业承诺等),问卷采取自评方式。

二、医学生职业精神教育质量问卷编制

(一)个体访谈

围绕教育意义、教育中存在的问题,应该教给学生什么内容,应该用是什么方式来教给学生等几个主题来设计访谈提纲,具体问题如表 6 所示:

表 6 医学生职业精神教育问题个体访谈提纲

序号	纬度	问题
1	教育意义	您认为针对医学生的职业精神发展受到哪些因素的影响?
2	问题	您认为当前医学生在职业精神教育方面有哪些问题?
3	内容	您觉得医学生职业精神教育应该包含哪些核心内容?
4	方法	您觉得医学生职业精神教育应该用什么样的方法?
5	建议	为了提高医学生职业精神教育质量,您还有什么建议?

为了体现样本的代表性和覆盖性,本次访谈对象比较注重医学和教育学的交叉,所以采样既覆盖了高级医疗专家和教育专家,也包含了直接承担医学生思想政治教育的学工部门相关工作人员以及一线的辅导员,访谈对象共 14 名,基本信息表 7 所示:

表 7 医学生职业精神教育个体访谈受访人员情况

编号	性别	基本情况
1	女	某医学院党委书记,教授
2	男	某医学院校副校长,教授
3	男	某三甲医院副院长,主任医师

续表

编　　号	性　　别	基　本　情　况
4	女	某医学院校学工部部长，教授
5	女	某临床医学院学办辅导员，管理学硕士，讲师
6	男	某基础医学院辅导员，管理学硕士，讲师
7	女	某生命科学院副书记，医学硕士，讲师
8	女	某医学院创业教育中心副处长，医学硕士，副教授
9	女	某医学院学工部副部长，医学硕士，讲师
10	女	某医学院人文学院党总支书记，教育学本科，副教授
11	女	某医学院人文学院院长，语言专业博士，教授
12	女	某管理学院伦理课授课教师，副教授
13	女	某医学院专业课教师，医学博士，副教授
14	女	某医学院医学伦理课程授课教师，副教授

按照以上编号方式，下文中的引用将采用个人编号+采访提纲编号的方式表达，例如第一位受访者对采访提纲中第一道问题的回答，将用1-1来表示。

（二）医学生职业精神教育问题个体访谈结果

第一，专家们一致认可对医学生开展医师职业精神教育的重要意义，普遍承认医术与人文，是优秀医生的两支翅膀，医学生的培养，既包括业务技能，而且也要保证他们的思想是正直的，善良的，不能培养出“坏医生”（6-1），思政教育专家提出，“医学生职业精神教育应该而且可以归于医学院校大思政教育的范畴”（10-1）。

第二，在医师职业精神教育的核心内容上，有的专家认为重视患者、关爱患者、尊重患者，对生命的敬畏（3-1），以及随之而来的，“奉献”（2-3）是医师职业精神教育的核心；有的专家从认知角度提出人文精神（3-3）是职业精神的核心；有的专家从情感着手，认为“在培养医学生职业精神的时候，要先教会学生对自己学习的知识有信心，相信我们正在做一项重要的事业，短期内外界的评价并不重要，重要的是自己对自己的信心，自己对专业的信心”（1-3），“职业荣誉感和使命感”（6-3）的培养非常重要；还有的专家从高等院校思政教育的角度出发，认为职业精神教育应该包含对“全心全意为人民服务”等社会主义核心价值观的相关内容（9-3）。访谈中，专家们普遍认为现有职业精神教育存在比较抽象，比较空洞的问题，所以要开展医学生职业精神教育，必须要有明确的教育内容和教育路径。比如践行医师职业精神要有精湛的医术，有诚挚的情感，也要有沟通技能和以及跨文化交流能力（11-2），有的学者提出职业责任感应该是职业精神教育的重点（12-3），还有的学者认为医德、医风、职业责任感培育的逻辑基础（14-3）。

第三，在教育方法上，专家们结合工作实际，提出了四种基本教育途径。

首先，要医学伦理课程、医学人文课程、职业指导课程和思想政治理论课程等完成职业精神教育。有的专家提出了“职业精神教育进入到医学专业课程教育大纲中”（6-4），以及与“医学伦理课程、相关案例相结合”（14-4）观点。实际上，课堂教育不光是在知识的传递上影响学生，课堂的座位排列、课堂踊跃发言，大声朗读课本等看上去简单的方法，都可以对学生的沟通能力、交际能力和专业投入起到积极的影响作用（6-4）。

其次，是构建复合型教育关系，最大限度发挥榜样力量。专业课教师，带教老师，本专业德高望重的专家，是发挥榜样力量的重要抓手，医学生在求学过程中的所观察到的长者风范、医者仁心，是影响学生职业精神的重要变量，有的专家建议“建设本科生导师制，强调导师在医学生职业精神方面的引导作用”（2-4）。有专家现身说法：“我是温病教研室的专业课教师，温病的强项是传染病诊疗，在国家爆发比较严重的疫情的时候，作为医生，是冲上去，还是躲起来？这就是思政教育。2003 年非典的时候，很多医生冒着生命危险，深入非典治疗一线积极救治患者，穿着“猴服”（猴式防护服的简称），夜以继日，等到完成任务返回单位，头发都憋黄了，这是个很好的案例，我只需要把这个故事讲给学生听就好了，职业的使命感，荣誉感教育就完成了，不需要多说什么空话。”（6-4），还有专家提出，在教育关系构建中，除了师生关系，还包括朋辈关系（班级、宿舍、社团等）、恋爱关系、校友关系（14-5）。

再次，医学生职业精神教育还要与思政教育相结合。例如“学校会组织的“拜师礼”、新生引航教育，医学生宣誓等，还有文化类活动，例如以校标，校歌，校训为引导，注重校园文化软环境建设，例如校歌比赛、诵读比赛，书法比赛（9-3）；还有名医的专题讲座、专业技能大赛、班级的主题教育班会等（4-4），还有人提出了“院长书记讲座”（5-4）等方法，虽然都是思政教育内容，但是也在潜移默化的影响着职业精神。思政教育体系应该与职业精神教育体系相融合，医学生新生入学教育中，应该注重引导学生形成献身医学的承诺；在校史校情和专业导读中，应该加入对医学的文化自信教育（10-4）。

最后，医疗实践是医学生职业精神教育的重要途径。职业实践包括志愿服务、个人跟诊和医院实习三个部分。志愿服务是学生不计报酬，从事与专业特点相关的社会实践，体验工作场域；个人跟诊，是学有余力的学生利用课余时间自发性的跟随专业课教师或者校外导师出门诊①，临床实习则是学生完成基础理论课程学习之后的必经环节，要进入临床医学院，在实际工作环境中，继续加深、检验自己的知识和技能，并体会医务工作人员所面临的各项工作和困境，通过临床实习，医学生的综合素质将得到极大提升，有专家提出了“叙事医学教育”（1-4）方法，这也是一种来自临床，归于临床的教育方法，总之，要注重社会实践对职业精神的引领，而不应该简单的定位于医疗技能的提升上（13-5）；另外，思政教育和党性教育也不可或缺，医学生三观的塑造和政治信念的培养，是社会主义大学的基本目标，也是医学生成长成才的基石。（8-4）

根据专家访谈的结论，完成了《医学生职业精神教育质量问卷》（见附件三）。本问卷一共40个问题。其中6个问题为基本信息问题，包

① 个人跟诊多见于中医类院校。

括性别、家庭背景、年级，家庭是否有人从医等个人信息，剩下 34 个问题为问卷的主要部分。基本结构如图 2 所示。

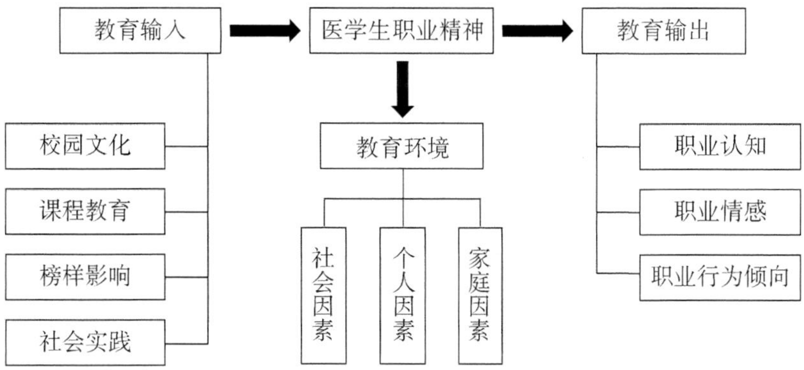

图 2　医学生职业精神教育质量问卷基本结构

量表均采用李克特 5 点计分方法，非常清楚/非常符合，计 1 分，完全不清楚/完全不符合计 5 分，正向计分题得分越高说明医学生对职业精神教育的评价越低，反向计分题得分越高说明医学生对职业精神教育的评价越高。试测问卷全部数据采用 SPSS 25.0 进行分析。鉴于职业精神是一种主观构建过程，在对教育效果的评价中，也选择用受访者自评的方法来收集数据。

三、两份问卷信度分析

（一）样本基本信息

本研究共访问了来自北京中医药大学、北京大学医学部、首都医科大学、上海中医药大学、山东中医药大学等五所中西医院校，共发放问卷 1310 份，回收问卷 1243 份，有效问卷 1208 份，样本基本情况如表 8 所示：

表 8　医学生职业精神问卷调研样本基本情况

题　号	变　量	选　项	频　数	百分比
1	性　别	男	353	29.2%
		女	855	70.8%
2	年　级	一年级	210	17.4%
		二年级	310	25.7%
		三年级	213	17.6%
		四年级	206	17.1%
		五年级	269	22.3%
3	学校分布	北中医	625	51.7%
		上中医	371	30.7%
		山中医	104	8.6%
		首医	57	4.7%
		北医	51	4.2%
4	政治面貌	党员	113	9.4%
		团员	1030	85.3%
		群众	65	5.4%
5	家庭背景	直辖市	273	22.6%
		省会	121	10.0%
		地级市	237	19.6%
		县城	220	18.2%
		农村	357	29.6%
6	是否有近亲从医	有	370	30.6%
		没有	838	69.4%

问卷发放采取整群抽样方法，尽量保证覆盖到各个年级。因为中医院校的学生存在女生远远多于男生的现状，所以针对年级的整群抽样中存在男少女多的问题。另外，本科生中党员的数量，近亲从医的数量，也比较符合实际情况。从样本基本情况分析，本研究所采用的样本具有代表性和可靠性。

（二）医学生职业精神发展水平问卷信度

信度分析显示，医学生职业精神发展水平问卷的 Cronbach's Alpha 系数达到 0.959，证明本问卷信度较高，可以作为医学生职业精神水平的评估工具，也再次证明了本研究的理论构建符合学生实际状况。需要明确的是，本问卷属于自评问卷，不能作为选优标准，但是可以通过测量帮助个体反思自己的职业精神状态，对于医学教育者而言，也可以通过对本问卷，了解目前医学生职业精神现状以及培养过程中欠缺之处，促进教学改革。

表 9　医学生职业精神水平测量问卷 cronbach 系数

可靠性统计资料	
Cronbach 的 Alpha	项目个数
0.959	37

另外，利用 SPSS 25.0①，对问卷条目进行了分析，问卷所有项目的 P 值均小于 0.01，所有项目保留（数据见附录三）。

（三）医学生职业精神教育质量问卷信度

问卷样本与《医学生职业精神水平测量问卷》一致。信度分析显示，教育质量问卷的 Cronbach's Alpha 系数达到 0.975，说明本问卷信度较高，采集到的数据有效，可以作为评判医学生职业精神教育实效的依据。

表 10　医学生职业精神教育质量问卷 cronbach 系数

可靠性统计资料	
Cronbach 的 Alpha	项目个数
0.975	34

① 分析方法参见：吴明隆. 问卷统计分析实务：SPSS 操作与应用［M］. 重庆：重庆大学出版社，2010.

对问卷条目进行了分析，问卷所有项目的P值均小于0.01，所有项目保留（数据见附录四）。

第二节　数据分析

一、变量：医学生职业精神的五个基本因子

本部分用SPSS 25.0软件，对《医学生职业精神发展现状问卷》收集到的数据进行因子分析，最后拟合出五个因子，累计解释62.35%，五个因子共涵盖了28个项目。Kaiser系数0.948，显著性检验p值为0<0.05，证明因子分析有效。

表11　医学生职业精神的因子累计解释率

说明的变异数总计						
元件	起始特征值			循环平方和载入		
	总计	变异的%	累加%	总计	变异的%	累加%
1	11.245	40.16	40.16	6.044	21.587	21.587
2	1.967	7.026	47.185	4.033	14.404	35.991
3	1.634	5.834	53.02	2.923	10.441	46.431
4	1.516	5.414	58.434	2.616	9.343	55.774
5	1.096	3.916	62.35	1.841	6.575	62.35

表12　医学生职业精神因子分析的KMO检验结果

KMO与Bartlett检定		
Kaiser-Meyer-Olkin测量取样适当性		0.948
Bartlett的球形检定	大约卡方	18861.181
	Df	378
	显著性	0.000

这五个因子分别为职业情感、职业承诺、职业价值观、职业伦理规范和职业信心。如图 3 所示。

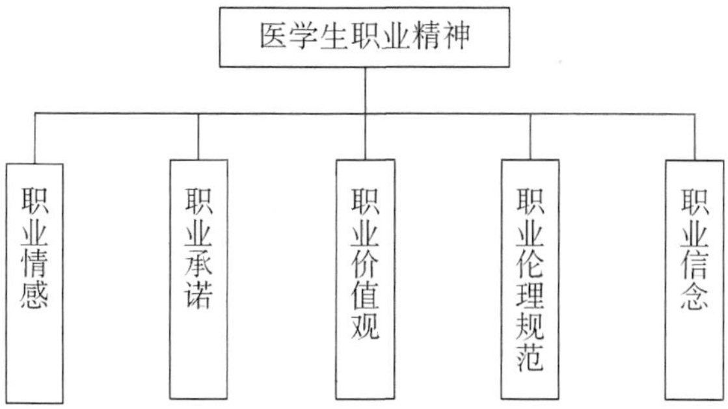

图 3　医学生职业精神的特质结构

（一）职业情感

“激情、热情是人们强烈追求自己对象的本质力量”①，职业情感体现的是医学生对医学专业和医疗职业的激情和热情。切适感、效能感和自豪感是最重要的几种情感。因为切适感是指个体与专业之间的匹配程度，效能感是专业所带来的能够取得成功的信念，自豪感则代表着喜爱、归属等情感。

本因子的 cronbach 系数 0.930，项目 11 个，如表 13 所示：

表 13　职业情感因子条目

分　类	题　目
切 适 感	Q27 我觉得我很适合现在的专业
	Q28 我的性格和所学专业匹配
	Q29 我的专业可以发挥出我的特长

① 马克思，恩格斯. 马克思恩格斯全集：第 42 卷［M］. 北京：人民出版社，1979：169.

续表

分　类	题　目
效能感	Q25 我的专业给我的人生带来希望
	Q20 我的专业，让我的未来很光明
	Q26 从事专业相关工作，能让我过上想要的生活
	Q21 我所学的专业很有实践价值
自豪感	Q18 我为我所学的专业而自豪
	Q19 我非常乐意告诉别人我的专业

“情可以上下其说，往上说与道德理性相联系（情理合一，情性合一）；往下说，则与人的感性的情绪以至欲望相联系”①。医学生处于专业入门阶段，暂时还未形成理性的职业认知，所以其职业情感很关键，毕竟有多少医学生是因为对“白衣天使”的职业具有高度认同感而克服万难，立志学医；又有多少医学生因为无法接受中医思维体系、西医的血腥解剖，以及医学生繁重的背诵任务而放弃了医学，不再从医。每个人的精神世界都是不可分割的整体，既有道德因素、智力因素、体力因素，也有情趣、审美以及情感等因素。思想的形成要靠个体的自我构建，职业精神教育要在尊重学生的思想发展规律的前提下开展，才能让学生将职业精神的教育内容内化为心理素质。

（二）职业承诺

“承诺是指个体对某一特定对象有着积极的认同感，愿意承担角色应该负的职责，履行角色应尽的义务的心理状态和外在行为倾向”②。本项目的 cronbach 系数 0.869，项目 7 个，如表 14 所示：

① 蒙培元．心灵超越与境界［M］．北京：人民出版社，1998：45.

② 连榕，杨丽娴，吴兰花．大学生的职业承诺、学习倦怠的关系与量表编制［J］．心理学报，2005，37（5）：632-636.

表 14　职业承诺因子条目

题目
Q42 我一直在努力提升自己的专业技能
Q35 我会坚持不断学习，更新我的专业知识
Q43 我一直在提升医患沟通技能
Q37 我努力参与医疗实践
Q44 我热爱用专业知识解决问题
Q36 我热爱参与医疗实践
Q33 未来我会平等负责的对待每一位病患

医学生的职业承诺包含了专业认同（identity）和专业投入（engagement）两个部分。首先，是专业认同。认同就是“个体通过内在参照系统而形成自我反思”①。目前学者们普遍认为职业认同就是个体对自己所处职业的稳定态度，包含了对职业荣誉、职业伦理道德、职业社会地位、职业价值观，职业技能的认知，也包含了对职业的归属感、忠诚度、自豪感、荣誉度和满意度，还有“职业获益感”②。职业认同，既代表着个体的职业意志力和承诺，例如是否全身心投入到工作中去，也代表着职业对个体的凝聚力和感召力。专业投入，指的是愿意为专业学习或者专业实践投入多少精力。职业承诺既体现了医学生对未来医疗职业的态度倾向，也体现了他们愿意为了医疗行业所付出心力、精力和时间的行为倾向。

① 吉登斯．现代性与自我认同：现代晚期的自我与社会［M］．赵旭东，方文，译．北京：生活·读书·新知三联书店，1998：175.

② 陈祥丽，张乐华，杨昭宁．护士职业认同量表的编制［J］．中国健康心理学杂志，2007，15（12）：1136-1138.

（三）职业价值观

价值观是理论化系统化的价值认识①，发挥着导向作用，指导着人们的选择和行为，为个体做或者不做某件事情提供了基本原则和底线，相应的，职业价值观的也是个体在职业中选择做什么，怎么做的原则，是职业精神的起点。本项目 cronbach 系数 0.776，项目 4 个，如表 15 所示：

表 15　职业价值观因子条目

题目
Q14 我赞同以病人为中心的医疗价值原则
Q30 未来我会坚持以病人为中心的工作理念
Q16 我赞同做医生，就要有奉献精神的观点
Q17 我愿意被人叫做“白衣天使”

医学生的职业价值观体现了学生对以病人为中心的医疗价值原则的认可，对奉献精神的坚持，对病患的态度以及对“白衣天使”职业角色的看法。

（四）职业伦理规范

职业伦理规范体现的是医学生对医疗行业伦理规范的认知水平，既包含对医疗行业伦理规范的认知，包含对工作性质、专业技能、职业伦理道德、从业者的责任和付出等方面的思想政治，还包括对未来可能遇到的职业伦理困难的觉察。本项目的 cronbach 系数 0.754，项目 4 个，如表 16 所示：

① 张雷声. 马克思主义基本原理概论［M］. 3 版. 北京：中国人民大学出版社，2012：91.

表 16　职业伦理规范因子条目

题目
Q10 我清楚医疗事业要付出多少努力
Q7 我清楚未来工作要与人类健康息息相关
Q9 我清楚医疗行业在职业伦理道德方面的要求
Q15 我明白医疗工作的责任

（五）职业信心

职业信心主要表现为对本专业的就业状况的信心和对未来职业的期待。项目数量为 2，cronbach 系数是 0.765，如表 17 所示：

表 17　职业信心因子条目

题目
Q11 总体上我对医学专业的就业情况很有信心
Q12 总体上我觉得医疗职业很有前途

这一结论，是开展医学生职业精神教育研究的前提，医学生职业精神的五个因子发展水平的综合，就代表了职业精神的发展水平。相应的，对职业精神教育实效的测量，就是检测现有的教育方式和内容，对这五个因子的影响是否显著。

二、自变量：医学生职业精神教育的三个教育因子

以专家访谈为基础构建的《医学生职业精神教育质量问卷》共有 34 个问题，自变量过多，为了研究方便，需要使用因子分析的方法对数据降维。用 SPSS 25.0 进行数据分析，经过两次迭代，将现有医学生职业精神教育途径和方法，分为三个主要因子：

（一）医疗实践教育

本因子包含 11 个项目，信度为 0.937，包括条目如表 18 所示：

表 18　医疗实践教育因子条目

通过志愿服务，让你更深刻的理解了医生的社会地位
通过志愿服务，让你更深刻的理解了医生的职业要求
名医的专题讲座，提升了我对某些疾病和诊疗的认识
通过观看、了解优秀医生的事迹宣讲影视作品，让我感到作为医生的光荣
通过医院实习，我感受到了医生的社会责任和形象
看到校友我觉得我的专业很好
看到医生是我的校友我觉得很光荣
通过医院实习，我感受到了医生的社会责任和形象
我觉得学校安排的课余活动（包括竞赛、培训及讲座等）提升了我的专业技能
我觉得医院实习提升了我的专业技能

（二）课程教育

本因子共包含 9 个项目，信度 0.931，包含条目如表 19 所示：

表 19　课堂教育因子条目

我所接受的专业教育和培训，让我很满意
我觉得我校专业课程的教学内容，提高了我的专业知识水平
我觉得我校专业课程的教学方式，有助于我更快的掌握专业知识
我觉得医学伦理等课程，坚定了我“以病人为中心”的工作理念
我觉得医学伦理类知识，可以帮我判断医疗行为的正确与否
通过课程学习，让我对社会医患关系理解的更加深刻
学校各类课程的学习让我更喜欢现在的专业了
通过各类课程的学习，我更坚定了从事医疗行业的信念
我的老师非常有效率的帮助我提升了专业知识水平

（三）思想政治及职业规划教育

本因子共包含 5 个项目，信度 0.921，具体条目如表 19 所示：

表 20　思想政治及职业规划教育因子条目

开展的思想政治主题教育活动，更加坚定了我的职业信心
我校大学生职业生涯规划课程，帮助我对医疗职业有了系统的了解
我校大学生职业生涯规划课程，帮助我坚定了未来要走的专业发展道路
学校开展的思想政治主题教育活动，帮助我理解了医疗职业所代表的责任和义务
我校大学生职业生涯规划课程，帮我树立了求职信心

以上三个主成因的总体信度为 0.967，符合要求，因子分析合理。

三、干扰变量

因为本研究的数据来自于受访者的自评分数，具有一定的主观性。为了保证分析结果的科学性，要先检验所采集到的数据是否有偏见。本研究可能存在偏见主要来自于两个方面：医学生对医师职业精神教育的满意度和学生个体背景。原因如下：虽然医师职业精神教育要有灌输和指导，不能单纯迎合学生的好恶准，但是职业精神本身就有强烈的价值导向和情感导向的教育，必须要尊重学生的感受，因为如果学生排斥教育，是根本不愿意进入到职业精神教育的“射程”① 之内的，教育目标就很难实现了。所以说，现有职业精神教育是否让学生感到满意，是教育发挥实效的前提，只有在学生满意的前提下，才能谈到是否有实效。

其次，个体因素包含了性别、家庭背景等信息，这些变量代表了一个人的“初始状态”，对个人的价值观、思维方式都有影响，所以在进行实效性评价的时候，也要注意分析这些因素是否对评价有干扰作用。

① 金子元久. 大学教育力［M］. 上海：华东师范大学出版社，2009：3.

（一）学生对当前职业精神教育是否满意

通过“我所接受的专业精神教育和培训，让我很满意”这一个问题请受访者进行五级评分。调研结果显示，有 20%的同学感到非常满意，45%的感到比较满意，有 35%的同学不是特别满意，但是这 35%的同学中，非常不满意的只有 5%。从图 4 数据分析来看，医学院校学生对学校所提供的医师职业精神教育感到基本满意。

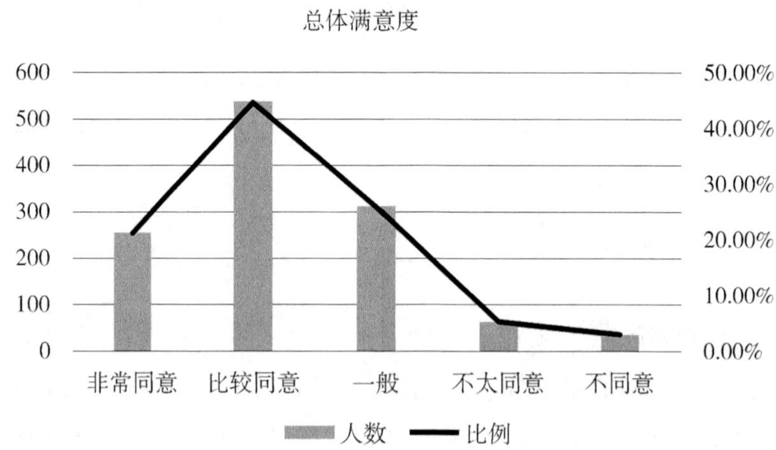

图 4　医学生对职业精神教育的满意度分析

（二）学生自然信息是否影响满意度评价

利用 SPSS 25.0 相关性检验结果（检验结果见表 21）可以看出：不同年级的学生，或者不同政治面貌的学生，对医疗实践教学的满意度不同，性别，学校，生源地和家庭医疗背景对实践教学满意度无影响；不同年级的学生对课程教学的满意度评价也不同，其他个人因素没有影响；不同年级、不同生源地以及不同家庭医疗背景的学生，对思想政治及职业规划教育的满意度不同。

表 21　个体自然信息对教育满意度评价的影响

相　　关		医疗实践教学	课程教育	思想政治及职业规划教育
性　　别	皮尔森（Pearson）相关	-0.056	-0.054	0.053
	显著性（双尾）	0.051	0.060	0.065
	N	1208	1208	1208
年　　级	皮尔森（Pearson）相关	0.066	0.256	0.124
	显著性（双尾）	0.022 *	0.000 *	0.000 *
	N	1208	1208	1208
学　　校	皮尔森（Pearson）相关	0.050	0.003	0.017
	显著性（双尾）	0.080	0.912	0.547
	N	1208	1208	1208
政治面貌	皮尔森（Pearson）相关	0.099	-0.047	0.021
	显著性（双尾）	0.001 *	0.106	0.464
	N	1208	1208	1208
生 源 地	皮尔森（Pearson）相关	-0.011	-0.039	-0.060
	显著性（双尾）	0.709	0.180	0.038 *
	N	1208	1208	1208
家庭医疗背景	皮尔森（Pearson）相关	0.003	0.027	0.102
	显著性（双尾）	0.930	0.354	0.000 *
	N	1208	1208	1208

. 相关性在 0.01 层上显著（双尾）。

. 相关性在 0.05 层上显著（双尾）。

总体来看，受访者对当前医师职业精神的教育基本满意，年级在满意度评价中是重要的影响变量，其他个体背景因素的影响力不大。基于此本研究认为，虽然本研究采用的受访者自评的数据，但是这些数据并不具有明显的偏向性，评价结果具有参考价值。

第三节　数据结论

实效作为一个合成词，“实”修饰“效”，效是这一词语的定义性特征，表示对事物发展性质的一种价值判断；实则体现出来的是特征的规则，所以实效的核心是“效”，既满足客观需求的价值特征。医师职业精神教育的实效性评价，就是根据教育目标，对评估对象进行全面和系统的描述①，用以判断现有教育是否对医学生的职业精神水平有积极影响。教育实效评估，不仅可以帮助教育者们准确了解以往教育工作的状态，也有利于掌握学生的职业精神发展的规律和水平，进一步改进教育效果。

本研究首先要计算问卷中每一个选项的均值，得出一个教育实效的基本数据。当然，仅有均值分析是不够的，探讨职业精神教育的实效性，要从客观出发，检验现有教育途径和方法，是否对医学生的职业精神发展各因素有影响，所以还要进行探索分析，看看两者之间是否有相关性，这才能证明教育是否有实效，这是实效性分析的第二个方面。

一、医学生职业精神教育质量的描述分析

第一，课程教育，课程教育包括专业课程和医学伦理类课程。其中，专业课程教学对学生的专业知识水平实效明显（均值为 3.1/5），医学伦理课程对与医疗价值认知效果明显（均值为 3.03/5）；另外，学生还就课程是否提升了对专业的喜爱，是否加强了职业信心和承诺等内容进行了评价，相关题目均值基本在 3～3.5 之间。有意思的是，在聚类分析

① 张厚粲，龚耀先．心理测量学［M］．杭州：浙江教育出版社，2012：11.

中，职业指导课程，从形式上来看属于进入课表的课程教育，但是却被聚类到了思政教育的项目中，这可能与职业指导课的任课老师群体有关，因为该课程的教学任务基本由辅导员来承担，这可能意味着，每个教育群体都带有鲜明的身份烙印，医学教育进入整合模式，整合的不仅是知识体系，师资队伍的整合也很重要。

第二，思政政治及职业规划教育。统计结果显示，名医讲座和优秀医生事迹宣讲的评价较高，分数在 3 分以上，完全脱离了专业的纯粹的思想政治主题教育活动则评价不高。但是“名医的专题讲座，提升了我对某些疾病和诊疗的认识”“通过志愿服务，让你更深刻地理解了医生的职业要求”“通过观看、了解优秀医生的事迹宣讲影视作品，让我感到作为医生的光荣”和“医学生宣誓活动，让我更深刻认识到医疗事业的责任感和使命感”这四个项目得分较高，也在一定程度上指明了学生对思政教育内容和方式的期待。

第三，医疗实践教育。医疗实践教育整体得分较高，基本都在 3 分及以上，医疗实践让学生感受到了医生的社会责任和形象，有效地提高了职业认知和专业技能，但是需要警惕的是，学生就“医疗实践经历让我更加坚定了一生从医的信念”这一问题上的评价分数不高，均值为 2.79/5。为什么医疗实践不能坚定学生的职业信念，这是个很值得探讨的问题，目前也有其他研究成果印证了这一问题的存在。吴佳宇①提出：随着学医年数的增长，美国医学生的职业精神度也有所下降，尤其是有临床经验的医学生比尚未进入临床见习阶段的医学生职业精神度更低。这一矛盾现象是值得教育者和研究者深思的，医师职业精神教育是个系统性工程，其塑造过程不是一蹴而就的，更不是低年级需要高年级就不需要了，恰恰相反，高年级医学生进入临床实践，面临复杂的职业环境，更需要加强职业精神教育。

---

① 吴佳宇. 中美医学生职业精神的比较研究［D］. 上海外国语大学，2014.

二、医学生职业精神教育质量的探索分析

根据 SPSS 25.0 相关性分析数据，医疗实践教育因子对职业情感、职业承诺、职业价值观和职业伦理规范这四个因子的影响，对职业信心影响不显著；课程教育对职业情感、职业承诺、职业价值观和职业伦理规范四个因子的影响力均为显著，对职业信心影响不显著；思想政治及职业规划教育对职业情感、职业价值观、职业伦理规范和职业信心影响显著，对职业承诺影响不显著。

表 22　医学生职业精神教育实效评价

相关		职业情感	职业承诺	职业价值观	职业伦理规范	职业信心
医疗实践教育	皮尔森（Pearson）相关	0.257	0.416	0.165	0.233	-0.017
	显著性（双尾）	0.000 *	0.000 *	0.000 *	0.000 *	0.561
	N	1208	1208	1208	1208	1208
专业课堂教育	皮尔森（Pearson）相关	0.342	0.258	0.294	0.081	0.052
	显著性（双尾）	0.000 *	0.000 *	0.000 *	0.005 *	0.071
	N	1208	1208	1208	1208	1208
思想政治及职业规划教育	皮尔森（Pearson）相关	0.243	0.048	0.208	-0.090	0.165
	显著性（双尾）	0.000 *	0.096	0.000 *	0.002 *	0.000 *
	N	1208	1208	1208	1208	1208

* 相关性在 0.01 层上显著（双尾）。

综上，学生对职业精神教育方法的评价较高，所有项目均值均在 2.5/5 以上，现有的课堂教育、医疗实践教育、思想政治教育及职业规划教育，在提升医学生职业精神水平方面具有重要的影响作用，可见，医学生职业精神教育具有一定的实效性。

值得一提的是，在整个自评问卷中，得分最高的前三个问题是“我的老师，让我觉得医生这个职业很高尚”、“我的老师让我觉得，这一辈子当医生其实挺有价值”和“我的老师引导我理解了医生行业的规范和要求”，另外，调查问卷中的11题（均值3.03/5），12题（均值3.1/5），13题（均值3.15/5），14题（均值3.12/5），15题（均值3.03/5）均是考查老师对职业精神培育的影响力，得分均在3分以上，说明学生对“老师影响了职业精神这一基本命题”的选择在比较同意和非常同意之间。相比较而言，强联结中的同学和男（女）朋友的影响力逊于老师，因为问卷第25题（均值2.9/5）和26题（均值3.06/5）是对校友影响力的评价，结果显示弱联结的影响力弱于老师，但是强于朋辈。

可见，在医学生对医疗职业的技能、责任和社会角色不断学习，逐渐成长为专业人员这个过程中，老一辈医疗人员的价值取向、伦理道德、工作态度、生活方式都会深刻地影响新入行的医生。

综上，导师的榜样示范和医学生的社会关系在医师职业精神塑造方面的重要影响力。但是在因子分析中，导师的榜样示范和人际影响没有出现在三条基本教育路径之中，这是因为教师的作用必然是由一定的载体所承载的，比如上课、讲座、社会实践、医院带教，无法独立发挥作用，所以被拆分在各个路径中，但是也要看到，所有的教育路径都要通过教师来发挥作用，这也是本研究强调加强医学生职业精神师资队伍建设的原因。

第四章　我国医学生职业精神教育的现实挑战

第三章的数据分析结论证明目前医学生职业精神教育具有一定的实效性，但是还存在一些问题：整个教育结构中，认知方面的教育实效性较强，但是在职业态度方面的培养还有所欠缺，思想类教育存在脱离学生专业实际的问题，医疗实践在激励学生投身专业学习方面影响不足等，出现这些问题的原因既有教育本身的不足，也有社会环境的影响。另外，“无论任何教育内容，都是以一定的信息形式存在的”①，理解并内化这些信息的过程受制于受教育对象“前结构”，所以，职业精神教育的实效还取决于医学生个体学习能力的差异。

第一节　医学生职业精神教育基础薄弱

“整合医学”模式，是对传统教育模式的反思和革新，更有利于医学生职业精神的培育，但是除了个别医学实验班，这种模式还没有大范围推广，影响力较小。目前我国医学教育基本是以传统的专业学科为中心，这一教育基本模式客观上决定了职业精神教育的边缘地位，也不利于教学过程和教学方法的协同，影响了职业精神教育实效。

一、医学生职业精神教育地位边缘化

医学生职业精神教育边缘化，指的是职业精神方面的教育在整个医

① 刘新全. 思想政治教育接受行为研究［D］. 中国矿业大学，2013.

学生培养方案中处于非中心，非主流的地位，缺乏影响力和号召力。

首先，在医学生培养方案中，职业精神类教育处于从属地位。目前医学高校的课程设置、课时安排、师资分布更向专业类倾斜，医学伦理课程和人文素养课程等于相关的课程，门类少，课时也比较少，有时候还需要大班上课，合班上课，影响了教育效果。医学生课业繁重，课时很紧张，这是不争的事实，医疗职业是性命相关的工作，对专业知识技能教育要求是不可以降低的，所以非专业类的教育，例如思政教育、医学伦理道德、医学人文教育等内容，就被有意无意地忽略了。在整合医学大背景下，医学生的培养方案应该以医师职业精神领衔专业知识教育，而不应该反过来，这不得不说是当前高等医学教育的一个遗憾。

其次，在师资安排上，职业精神类教育处于弱势地位。可以或者愿意承担医学生职业精神相关教育工作的师资可以分为三类：第一类是专业课教师，他们在讲授医学知识和技能的同时，可以潜移默化中进行医师职业精神教育；第二类是辅导员、班主任和学生工作、招生就业等职能部门管理人员，他们的主要职责是开展医学生的思想政治教育、管理医学生在校行为，并提供日常服务，虽然看上去与医师职业精神教育关系不密切，但是他们处于学生工作一线，与医学生接触密切，最了解学生的困惑和思想需求，所以教育机会最多；第三类是医学人文学、伦理学、医学心理学等课程的教师，这些教师在道德和职业精神教育培育方面有着独特的优势。但是遗憾的是，这三类教师都不会以职业精神培育作为自己的主要工作，对于专业教师而言，他们的首要任务是保证完成专业课教学任务并完成考核，学生的专业思想发展居于次要地位；辅导员和班主任会把更多精力放在普遍的思政教育上，无法针对医学生的实际思想需求教育，所以也无法系统开展医师职业精神教育，更何况他们被束缚在学校各类行政类事务之中，也无暇开展更高质量的教育活动；医学人文、心理学、管理学等课程教师，是与医师职业精神教育距离最近的老师，但是他们更多专注于自己的专业领域，毕竟医学伦理学，医学人文并不等同于医师职业精神，依靠伦理学或者人文类课程来完成整个职业精神的教育，无异于以偏概全。综上，这三类课程师资在医学生职业精神教育方面都有局限性，与这三类老师的本职工作比，职业精神教育处于弱势地位。

最后，在教育评价体系上，医学生职业精神教育处于边缘地位。围绕学习目的和学生“满意度”建立教学评判指标，实际上是等价交换的市场逻辑，学生则越来越习惯以“有用没用”来评价教学效果。医师职业精神教育属于思想教育，其教育效果具有长期性，内隐性以及审美性等特点，很难在短期内见到可以量化的效果，学生也无法从中获取“立竿见影”的就业技巧或者赚钱技能，所以精神的追求和人性的锤炼很容易就成了可有可无的东西，受到学生的轻视，有的学生甚至极端的认为学习医学人文、伦理、道德方面的知识，是在“浪费时间”。

在就业方面，不少用人单位在招聘或者选拔的时候，标准也是偏向专业成绩、专业技能、科研能力①，最多加入计算机和英语过级情况，而忽略了医学生职业精神方面的考核，就业是教学的出口，用人单位对医师职业精神的轻视，也在客观上导致学生重视不足。

招生评价体系中，对同样存在对医学生的医师职业精神考核不足的问题。医学院校在招生方面和其他高校一样，都是通过普通高等学校招生全国统一考试成绩来录取，再加上我国的高等教育基本采取“以专业为导向”的教育模式，没有一个自由宽容的转专业通道，这就意味着，学生可能在毫不知情，没有做好心理准备就投身到医学专业中，这与医学培养规律是相违背的。《黄帝内经》提出：医学是“精光之道，非其人勿教”，什么是“其人”？就是对医学具有强烈的认同感和使命感的人。明代《李濂医史》中收录了金代名医李杲与学生罗天益的趣事，李杲第一次见罗天益，就问：“汝来学觅钱医人乎？学传道医人乎”？罗天益回答说“亦传道耳”，才被收了徒弟。可见我国传统医学教育中，已经遵循“得其人乃传，得其人必传，因其人而传和非其人不传”的准则。但是现代医学教育的选拔机制中却失去了对学生是否是“其人”的考察，客观上增加了后续培养的难度。

① 连晓洁．人文关怀视角下医学生职业精神培养的研究［D］．辽宁医学院，2014.

二、医学生职业精神教育过程碎片化

碎片化的本义是完整统一的认识对象被人为地进行支解，整体原有的系统性被打破，导致结果以各种杂乱无章的形式呈现。医学生职业精神教育碎片化的问题，既有教育者的因素，也有教育对象的因素。

首先，职业精神教育的整体性和协同性较弱，教学主题碎片化。医学生职业精神的教育内容被思政公共课、医学伦理、职业指导课、临床桥梁课等各门课程所分解，这些课程之间却缺乏统一的逻辑和理论基础，各自为政：思政理论课程采用历史叙事的方法，偏重对社会主义理论、集体主义价值取向等思政教育共性的阐述，无法顾及医学专业和职业的特殊要求，与医学生生活世界脱节；医学伦理则聚焦于医学行业的价值冲突；职业指导课的主要着眼点在于医学生未来的职业规划和决策；临床医学院的桥梁课以及实习，聚焦于医疗技能和经验、医患沟通技巧等。虽然每个教育领域都涉及一些职业精神方面的教育内容，但是不同课程之间既有重叠又有空白。

其次，医学生的职业精神的发展过程是外在影响因素和个体内部思想转化的辩证统一过程。所以在医师职业精神教育过程中，医学生的主观能动性是一个重要变量，但是学生所接受的职业信息是碎片化的，因为医学生对未来职业的认知主要来自家庭、老师、社会舆论的输入，或者自己在医院跟诊实习过程中所获得的信息，但家庭传递的信息是较为自由随意的，以新媒体和网络为龙头的社会舆论信息，更是良莠不齐，这些信息来源均与大学教育形成张力，互相角逐，加剧了医师职业精神教育碎片化的问题。

医学生学习思维也存在碎片化的问题：有些同学缺乏独立思考能力，对一些社会现象不能进行批判和思考，而是人云亦云；有的同学缺乏系统思考能力，不能把医疗行为放在“公众的问题”“他者的问题”和“个人的问题”这三个层次上去理解，而是以个人为中心，对医疗职业的认识偏颇；还有的同学还缺乏理论思考能力，不能利用已经学到的社会、经济、文化等知识构建解决问题的策略，只能用愤怒、退缩来回应问题。所以，一些医学生的职业认知是间接的，不完备的；职业情感具有爆发性和偏激性的特点，职业承诺更是不稳定，不连贯。

三、医学生职业精神教育方式简单化

职业精神本质上是个体关于职业的思想品德和心理状态。对医学生进行职业精神教育，说到底是为了激发学生个体认知、情感、意志、信念和行为倾向这五个心理要素的发展和演化，而目前医学院校也能意识到职业精神教育的重要性，也安排了一些相关的课程，但是这些教育基本以理论阐述为主要内容，以单向灌输为主要方法，只有认知层面的教育，而忽视了情感的培养，职业承诺的树立和职业行为倾向的塑造，存在教育方式简单化的问题。例如，教育的知识传授有余而情感意蕴不足。只有教育者传递给学生的知识，能够给学生带来真实感，并在他们的心中留下积极的情感的时候，知识才能变成信念①。

所以，在医师职业精神教育中，既要关注学生对知识的掌握，也要体察、激发学生的情感。但是目前的教育存在公式化，流程化的问题，不能有的放矢因人制宜。例如大部分医学院校都会利用新生引航等教育平台，对学生的思想政治、道德伦理以及医疗精神进行密集教育，实际上低年级学生还没有实践经验，对老师所讲的东西是懵懵懂懂的，到了高年级，学生初入临床，逐渐意识到了医疗职业的高技术性和高风险性，更加需要此类教育引导来解决思想困惑，却因为“要跟诊，要值夜班，压力大，负担重”而无法享受这些教育，这就是教育公式化流程化的一个弊端。

① 傅统先，张文郁．教育哲学［M］．济南：山东教育出版社，1986：156-177.

第二节　医学生职业精神发展受到社会环境因素的影响

理查德·克鲁斯认为医学教育和训练，就是帮助医学生实现职业社会化的过程①。医生职业与社会结构存在深刻互动，医疗职业精神的形成与发展，也是在医学专业与社会需求之间不断协调而实现的。医疗的社会化属性包含两方面含义：一是医疗实践要遵守社会价值共识和行为规范，二是医疗行业价值追求和行为规范受到社会环境的影响。社会的价值取向、医疗行业发展和体制，医患关系等社会因素，都会影响医学生的职业精神教育实效。

一、社会核心价值观的影响

近几十年来，我国经济发展模式实现了由国家垄断模式向社会相对独立模式转型，随着社会经济的发展和社会结构的转型，社会结构也呈现了多元化特征，并涌现出多元化的社会价值。随着社会经济的发展和社会结构的转型，社会结构也呈现了多元化特征，有人甚至认为市场诱因是医师职业精神构建的主要影响因素②。医学生的思想和价值感受着不同文化和外来思潮的影响，不免受到社会经济和文化大背景的影响。

社会价值观对医学生职业精神教育的影响，主要体现在对医学生职业价值观的影响上。在这样多元化的社会思潮影响下，医学生职业精神教育开展起来就更加困难。调研中发现，有学生认为，医学的“大医精

① 克鲁斯. 医学职业精神培育［M］. 刘惠军，唐健，陆宇宏，译. 北京：北京大学医学出版社，2013：61.

② Hafferty F W. Professionalism and Commercialism as Antitheticals: A Search for “Unprofessional Commercialism” Within the Writings and Work of American Medicine[J]. Diagnostic Cytopathology, 2006, 17(2): 115-120.

诚”“以患者为中心”的核心价值强调的是奉献，而市场经济强调的是“等价交换”，所以两者之间存在矛盾。调研数据体现了医学生价值观的“祛魅”特征。

医学生们虽然认可医学职业的公益属性和奉献精神，但是并不认同白衣天使的观点，只有52%的学生愿意被人称为“白衣天使”，有33.9%的同学表示无法判断，还有14%的同学明确表示反对。可见，在社会思潮的影响下，医学生的职业价值取向也偏于务实，更愿意接受的是对等的权利义务关系。访谈中，也发现学生抗拒崇高和理想，有的同学甚至说“病人如果能理解我，我当然要尽职尽责，但是如果病人不理解我，我也没有必要给自己找不痛快，毕竟我又不是圣母”。如何厘清社会主义市场经济与医师职业精神内部一致性理论的基础上，在实际教育中解决医学生的思想盲点和错误观点，是现代医师职业精神教育所面临的一大挑战。

2013年，张新洲等学者发布的中国大学生生活形态研究报告，有72.9%来自城市的大学生和71.2%来自农村的大学生在职业选择上重视“发展机会多”，有57.5%的城市学生和48.5%的农村学生重视“经济条件好”，只有12.9%的城市学生和16.8%的农村学生认为“奉献社会”是自己择业的标准①。2014年福建中医药大学在网上对国内来自21所医学院校的72名学生进行问卷，超过一半的受访者表示对医生这一职业产生过困惑，其中三成明确表示不想当医生②。当然，医疗工作的压力、报酬、医患矛盾等现实问题都不容忽视。但是如果不遏制这样的苗头，任凭越来越多的医学生流失，会造成基层医疗工作后继乏人的问题，也会给我国医疗事业带来不可弥补的损失。坦率地说，加强医学生职业精神教育并不能从根本上解决我国医疗体制中所存在的问题，但是先从教育入手，让学生明白医学的本质和价值取向是什么，医疗行业有什么职业

① 张新洲，夏文斌，沈壮海，等．中国大学生生活形态研究报告（2013）［M］．北京：社会科学文献出版社，2013：16.

② 郭小玲．陈强．医患关系紧张，三成医学生不想当医生［N］．中国青年报，2014-12-30.

规范，选择了医疗行业意味着什么，从而树立学生正确的职业价值观，坚定他们的职业信仰和承诺，至少是解决问题的开端。

职业精神体现的是个体与职业的关系，这种关系必须在实践中进行不断的确认和约定，同时，也意味着个体需要不断的反思社会对其自身的态度，构建出符合社会约定以及社会变化的意义。

二、医疗政策的影响

医院的人事制度是影响医学生职业精神的重要政策。我国的大部分医院都是“参公管理”单位，人事权在上级卫生事业行政管理单位，2014年颁布的《事业单位人事管理条例》更加严格地控制了医疗卫生事业单位的用人权，加大了学生进入医院的难度，医院严重缺人，但是优秀的毕业生却要经历各种流程才能顺利留在医院。激烈的竞争，严格的管控，让医学生产生茫然情绪，未来的职业之路到底在何方？就业是高等教育的出口，只有就业顺利，学生心中有希望，才会心甘情愿地接受职业精神的教育，医学生的就业面是比较窄的，接受了五年，七年甚至十年医学教育的学生，毕业只能从医，但是如果医疗单位管理体制封闭，待遇不合理，会影响医学生的职业情感和职业信心。

近年来，国家卫计委出台了住院医师规范化培训、医生专业化培养等医学生管理方面的改革政策。这些政策从长远来看有利于医疗人才的培养和医疗工作的监管，但是缺乏过渡，延长了学习的时间且收入低，使得不少青年医师年近而立还在做“啃老一族”，也让年轻的医生和医学生们左右为难。以医学研究生为例，在研究生期间，规培和课业同时进行，工作日上班，晚间、周末上课，还有课题、论文等任务，可谓极端忙碌，而且生活却仍要家里补贴，是不小的压力。在个体访谈中，有一位年轻的医生感叹“马上30岁了没能让年迈的父母松心，还得靠父母救济过日子，身心疲惫以及生病的时候，也会一遍遍问自己：这么拼，为了啥?”（2-3）

除此之外，其他的制度安排的不合理之处，也可能激化医患矛盾，例如按照医疗项目支付的保险结算方式，可能会诱导医生提供过度医疗；

出现医疗纠纷后没有可靠的第三方机构进行现场处理和事故鉴定，医患直接面对面，容易发生非理性事件。多方压力之下，教育者还要求医学生将患者利益放在首位，不免遭到学生的排斥，自然会影响职业精神教育效果。医学专业发展和医疗实践决定了医师职业精神的存在，这种历史的决定性要通过制度安排来实现，个体的职业精神所追求的境界和操守，如果得到医疗制度的支持，会顺利转化为整个行业的行风，如果不能被制度所支持，必然顷刻崩塌。这是医疗政策对职业精神教育带来的决定性的影响。

三、医疗人际关系的影响

社会属性是人的本质属性，人需要在关系中表达自己，所以人的意识和精神的构建，并非个体独立的思考和心理构建过程，而是在人与人的互动和联系中实现，医疗关系是医务工作人员需要处理的基本人际关系，个体职业精神的发展，受到医疗人际关系的深刻影响。医疗人际关系包括医-医关系，医-社关系以及医-患关系。

医患关系是医疗人际关系的核心，也是最悠久的医疗人际关系。从传统的情感关系，道德关系，走到了近代的技术关系，经济关系，到契约关系和法律关系，医患关系拥有丰富的历史资源和文化资源。总结经验，如果想要构建一个的医患关系，需要从三个方面着手：第一，构建良好的医患人文关系，医生要以医学人文精神为指引，尊重患者，关心患者，敬畏生命，患者也要有尊重医生的人格尊严；第二，构建良好的医患技术关系。医师职业精神强调以患者利益为先，而患者最大的利益就是疾病痊愈，重获健康。近年来医患矛盾比较敏感，除了个别极端案例，绝大部分矛盾来自医患双方对治疗效果的不同评价，所以技术关系是医患关系的基础。第三，构建良好的法律关系，保障患者合法权益。20 世纪 60 年代，西方社会兴起了“患者权利”运动，是现代医患关系的开端。70 年代以来，美国、法国、欧共体分别发布了病人权利宪章，1981 年第三十四届世界医学大会发布的《关于患者权利的里斯本宣言》

是一篇重要文献，在这篇文献中完整提出了患者最佳利益原则，患者自主原则和保护患者尊严原则，奠定了现代患者权利框架。

坚持人文精神，提高医疗技术，保护患者权利都代表着医疗事业的进步，但是也对医疗工作带来更多的挑战，因为人文，技术，沟通，法律规定，任何一个方面出现问题，有可能带来医患纠纷。

为了更好保障患者利益，我国出台了一系列法律，例如 1987 年颁布的《医疗事故处理条例》中提出“医疗事故罪”的罪名，成为全世界唯一对医疗事故进行刑事处罚的国家，还有《关于民事诉讼证据的若干规定》就医疗纠纷诉讼的举证责任作出规定，出现医疗事故，不是按照“谁主张，谁举证”的民事诉讼惯例，而是由医疗机构负责证明患者的损害结果与医疗行为没有因果关系。该法条本意是保护弱势群体，毕竟普通病人没有能力与专业医疗机构就医疗责任进行对抗，但是这些政策法规降低了患者的诉讼门槛。

患者担心一不小心被“宰”了，而医生则要提防一不留神被“告”了，宁可不治病，也不能出错，客观上恶化了医患关系。有意思的是，2020—2021 清华大学社会学系大型调查结果显示，发生冲突后，医生可以通过求助同事、家人、上级、诉诸法律，或者继续和患者积极沟通等渠道来解决。如果以与患者吵架的频率为 Y，解决医患矛盾的渠道为 X，进行线性回归只有积极沟通会减低矛盾，其他途径包括诉诸法律，其实是火上浇油。

医患关系似乎进入一个怪圈之中，医疗行为越来越规范，医疗队伍越来越文明，医疗技术越来越先进，医患关系反而越来越敏感。这对医学生的职业精神教育也是很大的挑战：

第一，医患之间缺乏信任，有可能影响医学生的培养质量。医疗的不确定性和非标准性，呼唤医患之间的信任。“在不确定性及多样选择的情形下，信任和风险概念有着特殊的应用价值”①，如果某一件事情的结

① 波伊曼，菲泽. 给善恶一个答案：身边的伦理学［M］. 王伟江，译. 北京：中信出版社，2017：249.

果是清晰明了的，那叫作契约，信任本身就是一种介于不确定性与确定性的存在，正因为不确定后果，我们才需要信任他人来跨过人际交往的鸿沟，信任一旦有裂痕就会非常危险，因为风险增加了，打破了信任与风险的微妙平衡。我们屡屡看到医患双方互相的防御，患者拒绝实习医生，患者偷偷录音，医院开过多的检查进行防御性医疗，而且不敢让实习医生上手治疗，因为一旦出现问题实习医生就是“无证上岗”，医院需要承担医疗事故责任。

为了避免这些问题，临床教学只好大量使用“标准化病人”①。标准化病人作为是医学生从课堂走向诊室的桥梁，但是其本质上是提前排练好的志愿者，只是配合医学生“演戏”，这个过程会“标准”掉很多细节，比如患者的心理状态。没有人会依照教科书得病，“假患者培养不出来真大夫”②，靠着标准化病人培养出医学生的人文精神和专业精神无异于缘木求鱼。

第二，敏感的医患关系会让医学生对未来的职业产生顾虑，从而对医学生职业精神发展带来不利影响。医患关系对医学生带来的心理影响比教育者所知道的还要大。个体访谈中，有的受访者表示现在的医疗完全不是为了治病，而是为了不让患者找自己麻烦（2-4），有的受访者说为自己很满意医生的专业角色，也为自己能够替他人解除病患而自豪，但是却为无良流言及恶劣事件感到可悲（9-4）。也有受访者肯定了良好的关系对自己职业承诺的促进作用，认为“患者的肯定和赞扬”帮助自己树立了职业信心，是自己坚持从医的最大动力（14-4）。

本研究在问卷中设计了两个涉及医患关系的问题，一个是“就算受到误解一时无法解释清楚，我依然会坚持以病人治疗为先的原则”，有将近 1/3 的受访者表示说不清楚，还有 16%的受访者表示不同意。关于“来自患者的肯定，让我有动力继续走下去”这一句话，有 26.5%的

---

① 标准化病人的意思是医院出资募集一些身体健康的志愿者进行培训，扮演某种疾病的患者，跟实习医生进行互动.

② 何权瀛. 试论我国现行医疗体制与医师职业精神的培养和提升［J］. 医学与哲学，2011，32（6）：5-8.

受访者表示无法判断，可见受访的医学生普遍对现阶段医患关系比较困惑。

表 23　医患关系对医师职业精神的影响

题　　目	非常同意	同意	无法判断	不太同意	不同意
Q32 就算受到误解一时无法解释清楚，我依然会坚持以病人治疗为先的原则	18.7%	34.8%	29.7%	9.8%	7.0%
Q24 来自患者的肯定，让我有动力继续走下去	26.0%	40.0%	26.5%	4.5%	3.1%

第三节　医学生的职业精神发展不平衡

医学生的职业精神的发展是“知、情、信、意、行”五个要素共同作用的过程，这是医学生职业精神教育所需要尊重的一个基本规律，也是传承知识、塑造价值观的关键环节，不同学生的这五个要素发展的速度不同，同一个学生这五个要素发展也可能存在不平衡。所以，即便是同样的教育水平，不同的学生的职业精神发展水平也不尽相同。

一、五个因子之间发展不平衡

目前医学生的职业精神发展水平不高，且各要素之间发展不平衡，具体表现为职业价值观理性、伦理道德自觉性高，职业承诺坚定，但是职业情感发展不平衡，职业信心比较模糊，容易动摇。

（一）职业价值观理性

从调研数据来看，医学生无论在认识上，还是行为倾向上，都较好地认可了“以病人为重心”这一基本价值原则，奉献精神发展水平也不错。但是耐人寻味的是，他们普遍对“白衣天使”这个代表了医学崇高地位的词语不太感兴趣。

无论是希波克拉底誓言，还是孙思邈的大医精诚，都提出了医生工作的神圣性，要求医生将病人的需求最大化，“白衣天使”的荣誉因此而来。但是却有医学生认为：再纯净的心脏，也得靠着世俗供给才能跳动，再伟大的灵魂，也摆不脱平凡的生死忧喜，再“伟大”的职业，都是凡夫俗子在支撑，人食五谷杂粮，人生七情六欲，利益纠葛，善恶美丑，承担不起“天使”这个形象，为医者活在俗世，治疗俗世的疾病，一生中总会有牺牲和胜利，也总会有过错和犹豫。所以，所谓的神圣是这个职业最高的，概念化的追求，而不应该成为某一个具体的医生形象，所以不应该把具体的医生个人拔高为“白衣天使”。

医学生对“天使”的抗拒，体现了学生因为理想信念的不足，导致职业价值观偏于世俗。实际上，“政治过硬、不忘初心、牢记使命、崇高理想”① 是任何一个专业教育都应该牢牢把握的教育底线，无论对什么专业的学生都一样。一味迎合学生的想法，淡化思想教育的方向性，反而会让学生失去崇高的理想。

表 24　医学生职业价值观发展水平

题　　目	非常同意	同意	无法判断	不太同意	不同意
Q14 我赞同以病人为中心的医疗价值原则	28.1%	51.7%	13.7%	4.7%	1.8%
Q30 未来我会坚持以病人为中心的工作理念	28.2%	50.0%	17.1%	2.6%	2.1%
Q16 我赞同做医生，就要有奉献精神的观点	34.8%	48.8%	9.1%	5.6%	1.7%
Q17 我愿意被人叫作“白衣天使”	28.3%	24.1%	33.9%	8.1%	5.5%

① 冯刚. 思想政治教育工作质量评价的时代特征［J］. 思想教育研究，2018（5）.

（二）职业伦理道德认识深刻

调研显示，受访者对医疗事业的人本属性、工作付出、伦理道德和责任有较为清晰的认识，选择清楚和非常清楚的同学占到90%左右，认为自己对这些内容不了解的在3%以下。可见，受访者均具有深刻的职业信心。

表25　医学生职业伦理道德认识水平

题　　目	非常同意	同意	无法判断	不太同意	不同意
Q10 我清楚医疗事业要付出多少努力	53.1%	36.6%	7.9%	2.0%	0.5%
Q7 我清楚未来工作要与人类健康息息相关	64.6%	28.2%	5.5%	1.1%	0.6%
Q9 我清楚医疗行业在职业伦理道德方面的要求	34.6%	48.6%	13.7%	2.5%	0.7%
Q15 我明白医疗工作的责任	42.2%	47.8%	9.2%	0.7%	0.1%

（三）职业情感发展不平衡

医师职业精神是理性的，社会的，历史的范畴，这种精神如何体现在个体心理中呢？李泽厚先生认为这是通过‘自然的人化’过程，将这些东西累积沉淀成了一个个体的、感性、直观的东西①。按照这一理论，医师职业精神的人化过程，是一个主观见之于客观过程，也是一个理性认知与感性体验并行的过程。职业情感，作为职业精神的主观体验和感性体验，发挥“承载着和体现”② 的作用。

情感和认知的关系，一直是心理学界的热门话题。有些学者认为，情感本身就是外界刺激和个体内部认知-评价相结合的产物，认知在情

① 李泽厚. 美学四讲［M］. 北京：生活·读书·新知三联书店，2004：105.
② 朱小蔓. 情感教育论纲［M］. 北京：人民出版社，2007.

绪产生过程中起主导作用，“认知活动不仅是情绪的充分条件，也是情绪的必要条件”①；另一些学者则主张“在我们确实地知道某物是什么之前，或许注至在对其为何物一无所知的情况下，我们就可能会喜欢或惧怕它”②，所以个体的情感有时候甚至发生于认知之前。心理学关于认知和情感关系的争论催生了“冷热认知”理论，其中冷认知是智力和信息驱动过程，也就是常说的“认知”，“热认知”则是更富有动机和情感荷载的过程。情感和认知虽然可以在一定程度上有所区别，但是其实是个体心理发展的一体两面，认知必然伴随着情感，情感也可以反作用于认知。所以，这就意味着很多社会人文学科中概念属于“热认知”的范畴，本身就包含了情感的因素③，医师职业精神也是一样，一方面是对职业理性的认知，另一方面还有对职业的情感，个体是否从职业中获得热情、希望、成就和满足，也是职业精神水平的重要决定因素，所以，发展并维持一种强烈的职业情感，也是从业人员职业精神的重要特质之一。

对于医学生而言，他们还未进入职场，所谓的职业精神，更多的是建立在专业学习和实践的基础上，因此，他们的职业情感包括对所学专业感到自豪，乐意告诉别人自己的专业，对专业学习和培训过程感到兴奋和满意；对专业的信心，例如认为学习医药专业有光明的前途、对未来从事医疗领域的工作充满信心，认为从事专业相关工作就能过上自己想要的生活，专业带给个人人生的未来和希望；还有对专业的切适感，例如我觉得我很适合现在的专业，我的性格和所学专业匹配、所学专业可以充分发挥出我的特长等。

问卷调研结果显示，医学生的职业切适感比较模糊，在所有项目的

---

① Lazarus. richared. thoughts on the relations between emotion and cognition. amaerican psychologist. 1982, (37): 1019-1024.

② ZajoncR. felling and thinking : preferences need no inferences. Ameracan Psychologish, 1980, (35): 151-175.

③ 霍顿. 政治心理学：情境、个人与案例［M］. 尹继武，林民旺，译. 北京：中央编译出版社，2013：131.

打分中，打高分和打低分的学生都不多，但是每个项目均有30%左右的同学选择“无法判断”，显示出学生的职业切适感比较混沌。效能感则出现了比较明显的分层，受访者对医疗的专业价值是肯定的，医学课程与实践联系比较密切，操作性比较强，学生所学到的知识与未来临床实践紧密相关，所以学生在这方面的打分比较高，但是对于医疗事业是否对个体生活带来希望，能够个体实现人生理想方面则持比较消极的看法。医学生专业自豪感的水平略强于效能感和切适感。

总体来看，医学生的职业情感不太积极，在“我觉得我很适合现在的专业”“专业可以发挥我的特长”“从事医疗相关工作可以让我过上想要的生活”“我为所学的专业而自豪”等题目中，很多人都选择了“无法判断”。可见缺乏发自内心地认为自己未来所从事的医疗行业有意义和价值，并能从中找到自己人生的乐趣的状态，这可能与学校教育、学习压力、现有医疗环境压力都有关系。无论是什么原因，这都是医学高等教育中一个亟待解决的问题。

表26　医学生职业情感及发展水平

分类	题　目	非常同意	同意	无法判断	不太同意	不同意
切适感	Q27 我觉得我很适合现在的专业	20.8%	40.9%	29.8%	5.7%	2.8%
	Q28 我的性格和所学专业匹配	22.0%	42.2%	28.2%	5.1%	2.4%
	Q29 我的专业可以发挥出我的特长	17.4%	37.3%	35.3%	6.8%	3.1%
效能感	Q25 我的专业给我的人生带来希望	27.6%	41.2%	23.3%	4.6%	3.2%
	Q20 我的专业让我的未来很光明	25.9%	34.3%	31.5%	5.0%	3.3%
	Q26 从事专业相关工作，能让我过上想要的生活	18.4%	34.9%	31.4%	10.4%	4.9%
	Q21 我所学的专业很有实践价值	47.7%	40.4%	9.7%	1.6%	0.7%
自豪感	Q18 我为我所学的专业而自豪	39.1%	33.1%	23.2%	2.3%	2.3%
	Q19 我非常乐意告诉别人我的专业	46.9%	28.7%	20.8%	1.9%	1.7%

（四）职业承诺坚定

职业承诺水平高的医生或者医学生，会有更坚定的从业信念，在专业学习方面也会投入更多的精力，相应的专业技能水平也会更高，所以职业承诺可以用来衡量个体的职业精神水平，也可以看作职业精神在个体心理和行为方面的外在体现。

调研数据显示，医学生的专业投入承诺水平较高，在“我一直在努力提升自己的专业技能”“我会坚持不断学习，更新我的专业知识”“我一直在提升医患沟通技能”“我努力参与医疗实践”这四个选项上的评分均很高，选择“同意”和“非常同意”的比例在80%以上；医学生的价值承诺水平也很高，在“未来我会平等负责地对待每一位病患”的得分也很高，只有1.5%的受访者选择了不太同意或者不同意，高达90%的受访者都选择了同意或者非常同意。但是学生的情感承诺水平偏低，在“热爱参与医疗实践”这一题目中，有24.5%的受访者表示“无法判断”，这个结果可能来自于当前敏感的医患关系，也可能源自于临床教育体系还不够完善。

表27　医学生职业承诺发展水平

题　　目	非常同意	同意	无法判断	不太同意	不同意
Q42 我一直在努力提升自己的专业技能	29.8%	54.4%	14.0%	1.3%	0.5%
Q35 我会坚持不断学习，更新我的专业知识	44.3%	45.9%	8.2%	0.9%	0.7%
Q43 我一直在提升医患沟通技能	27.5%	49.1%	21.4%	1.4%	0.7%
Q37 我努力参与医疗实践	24.1%	52.2%	20.4%	2.0%	1.3%
Q44 我热爱用专业知识解决问题	42.4%	44.5%	11.2%	1.2%	0.7%
Q36 我热爱参与医疗实践	20.5%	48.8%	24.5%	4.1%	2.2%
Q33 未来我会平等负责地对待每一位病患	51.1%	40.2%	7.2%	1.0%	0.5%

（五）职业信心不足

调研数据显示，学生对医疗行业的就业情况并不特别有信心，有近15%的同学表示没有信心，有31.8%的受访者选择的是无法判断，只有一半同学表示有信心。对于整个医疗行业的信心和期待，比对就业信心稍好一点，但是也有22%的受访者表示无法判断。在职业信心方面，多数医学生介于“无法判断”和“比较清楚”之间，说明医学生的职业信心水平整体不高，很多医学生对医疗行业和自己未来的职业的信心不足。

这个结论，其实在个体访谈中也有印证，有的受访者认为虽然自己选择了医学专业并不后悔，但是如果重新选择，就不再会选择这个专业了，“自己心中的医生应该是救死扶伤的最棒的人，所以自认为无法胜任医生的工作，加上各种原因，最后选择了不做临床医生”（8-6），学生对职业信心的摇摆，体现了医学教育在应对急速变化的社会挑战方面的不足，不能有效回应医学生对医疗行业所产生的困惑，也进一步证明了加强医师职业精神教育的必要性和紧迫性。

表28　医学生职业信心发展水平

题　　目	非常符合自身情况	比较符合自身情况	无法判断	不太符合自身情况	不符合自身情况
Q11 通过我的了解，我对医学专业的就业情况很有信心	11.8%	41.4%	31.8%	12.5%	2.6%
Q12 总体上我觉得医疗职业很有前途	19.9%	49.5%	22.0%	6.8%	1.8%

二、医学生个体之间的发展水平存在差异

（一）医学生个体背景因素的影响

医学生的个体背景因素包括性别、年级、学校、政治面貌等因素，

因为本研究的对象是医学生，在样本筛选中已经明确了医学专业，所以研究中没有专业变量。根据表 25 的数据，可以分别得出医学生个人因素对其医师职业精神发展的影响水平。

第一，性别变量的影响。性别对职业情感和职业信心有显著影响。女性的职业情感和职业信心水平高于男性，可能是因为医学中的奉献、仁爱等价值取向符合女性的心理特点，而医疗行业学习曲线长，刚入行的新人报酬又很低，与男性的社会角色不符。

第二，年级变量的影响。年级变量对五个因子的影响都是显著的。随着年级的上升，学生的专业伦理意识和职业信心水平逐渐提升，但是职业情感、专业投入和职业价值水平却在下降，同时，医学生对职业精神教育的评价也越来越低。正如哈佛医学院艾伦·罗斯曼说："来到医学院之前，我认为当我说我想当一名医生的时候，我理解其中的内涵，而当我迈进医学大门的第一步时，才发现我对此一无所知"①。医学生在最初报考医学相关专业的时候，可能仅仅是从表面上了解到医学职业稳定，收入可观，社会地位高，家人看病不求人等原因，却并不了解医学的本质，也并不明白医学意味着什么，随着学习的深入，看的越多，体验的越多，就越发现医学与自己的预设有些出入，不免在情感、承诺和价值取向方面有所偏差。

第三，学校变量的影响。学校变量在职业承诺方面影响不显著，但是在职业情感、职业价值观、职业信心和职业信心方面的影响显著，可见不同的医学院校培养出来的学生，职业精神水平不同，这一数据证明医学生的职业精神是随着教育模式的变化而变化的，所以探索医学生的职业精神教育具有实践意义。

第四，政治面貌对医学生职业精神水平没有影响，意味着无论医学生是党员，团员还是群众，职业精神水平的差异都没有统计学意义。这也是个值得深思的问题，党是服务群众的先锋组织，为人民服务是党的初心使命，这一核心价值取向与医疗中把病人利益放在首位的价值有相

① 罗思曼．哈佛医学生的历练［M］．杭州：浙江人民出版社，2016：11.

似之处，党员的服务精神和奉献精神也与“医者仁术”不谋而合，理论上党员医学生的职业精神水平应该更高，但是调研结果却不是这样。这一结论印证了本研究之前提到的思政教育与职业精神没有协同的问题，也为未来的大思政工作提出了新的课题。

表 29　医学生个体变量对职业精神发展的影响

相　　关		职业情感	职业承诺	职业价值观	职业伦理规范	职业信心
性　　别	皮尔森（Pearson）相关	0.094	−0.045	−0.031	−0.027	0.110
	显著性（双尾）	0.001 *	0.119	0.279	0.341	0.000 *
	N	1208	1208	1208	1208	1208
年　　级	皮尔森（Pearson）相关	0.216	0.092	0.125	−0.080	−0.086
	显著性（双尾）	0.000 *	0.001 *	0.000 *	0.006 *	0.003 *
	N	1208	1208	1208	1208	1208
学　　校	皮尔森（Pearson）相关	0.128	0.004	−0.062	0.077	−0.081
	显著性（双尾）	0.000 *	0.886	0.031 *	0.007 *	0.005 *
	N	1208	1208	1208	1208	1208
政治面貌	皮尔森（Pearson）相关	−0.019	−0.003	0.011	0.049	0.035
	显著性（双尾）	0.501	0.926	0.710	0.087	0.223
	N	1208	1208	1208	1208	1208

. 相关性在 0.01 层上显著（双尾）。

. 相关性在 0.05 层上显著（双尾）。

（二）医学生不同的心理动机因素的影响

心理学为我们提供了一个行为的基本过程①：需要促使内心紧张，内心紧张产生动机，动机引起行为，行为达到目标从而消除内心的紧张，但是同时也可能萌发新的需要，新的需要再次引发内心紧张……可见动

① 孙彤. 组织行为学［M］. 北京：高等教育出版社，2006：307.

机在人的行为中发挥重要作用。所以研究医学生的学医动机，是医师职业精神研究的起点。根据个体访谈结论，医学生学医的动机可以分为三个层次：

第一个层次是需求-福利取向。即选择学习医学是因为就业前景、工资待遇，职业福利等因素。较多的受访者都提出：报考医学专业是因为可以为自己的亲朋好友处理力所能及的事情（2-1）；是因为当初家人怂恿：医生越来越吃香，不用求别人，所以填医学院了（4-1）；家人希望家里有一个学医的，这样的话以后看病能方便些，自己倒是对专业无所谓（8-1），医生属于公认社会地位较高的职业，医生的收入属于中产阶级阶层（11-1）；医生很帅气，有成就感，被人尊重（13-1）；可以为自己的亲朋好友处理力所能及的事情（2-1），高三那年我姥姥脑出血病情危重，就觉得学医对姥姥或者家人能有点用（5-1）。

第二个层次是组织-人际取向，即通过工作获得相应的人际支持和社会肯定。父母和家庭对学生是否选择医学专业具有重要影响，父母均是医务工作者，从小受到家庭的熏陶，就比较容易选择报考医学专业（11-1）；家庭有从医的背景（14-1）；当然也有社会媒体的影响，就有受访者提出 2003 年全国各地发生了不同情况的“非典”疫情，曾接受了许多相关报道和医生职业的正面熏陶，所以才报考了医学专业（3-1）。

第三个层次是价值-意义取向，意思是通过工作，形成群体的文化归属，并在服务社会、奉献社会中。在个体访谈中，也有一些的受访者对医学的追求属于价值和意义层面的，说“我觉得医生往小了说可以为患者减轻病痛，往大了说可以治病救人，甚至维护民生安全、社会和谐，我从小就是个热心肠，乐于助人，所以选择了医学当作我一生的事业，无论现今医疗环境如何，我也不忘初心”（9-1）。

在这些动机中，前两个层次都属于自我价值，第三个层面的追求才属于社会价值，医学职业价值，来源于人类在救死扶伤、治病救人的医疗实践中所持有的来自一个生命对另一个生命的爱护和珍惜，并在生命感的基础上衍生出来的对病患苦痛的同情和援助，这也应该成为报考医学专业的根本动机，但是显然有些医学生选择投身医学，并不完全因为对医学的热爱和认同，而是来自家庭的游说，社会环境和媒体的影响，或者对医学专业性的认可和对未来社会地位的期待。

从某种意义上说，医疗职业的待遇、环境、社会地位等功利因素，与医护职业中本应蕴含的服务意识、奉献精神、崇高信仰等精神元素是相互冲突的，学生对医学职业的功利性考虑越多，就会越影响他们的职业精神构建。当然，无论医学生最初投身医疗的动机是什么，他们都将在漫长的专业教育、临床实习以及医生岗位上，反复思索自己的价值取向，学生学医动机中的社会价值的缺失问题，可以而且应该通过高校的职业精神教育来改善。

（三）医学生不同的家庭经济因素的影响

家庭经济情况，家庭基于收入、教育和职业等因素相对于其他家庭的经济和社会地位的总体衡量，不同的家庭经济地位在一定程度上体现的是父母的职业、文化程度和价值取向，这些因素也必然会影响学生的职业精神水平。在本调研中，此项内容并非研究重点，但又不可回避，为了避免引起学生反感，本研究模糊处理了这个问题，假设城市规模与城市中家庭的经济状况是正相关关系，即城市越大，家庭经济实力越强。虽然这一假设在个案上可能并不成立，但是符合统计学规律，在这一假设上，以生源所在地来代替家庭经济情况。数据结果显示：家庭经济对医学生的职业价值观、职业信心和职业信心都有显著性影响。

关于有些学者提出的“医学世家”子弟在学医方面更占优势的命题①，本研究的调研数据也在一定程度上进行了验证：近亲从医这一要素对学生职业情感和职业信心的影响有显著性影响。可以说，“家庭背景隐藏在其他影响因素背后，以一种不被人察觉的方式影响着学生的专业选择和学习行为”②。

① 李志峰．家庭背景对学业成绩的影响研究［D］．山东师范大学，2013；李玮，杜伟，李蔓荻，等．对中医学大学生专业认同的调查分析［J］．中医药管理杂志，2015（8）.

② 崔东植．城乡高中学生家庭背景与大学专业选择意向关系个案研究［D］．东北师范大学，2012.

表 30　医学生家庭背景对职业精神发展的影响

相关		职业情感	职业承诺	职业价值观	职业伦理规范	职业信心
生　源	皮尔森（Pearson）相关	−0.017	−0.055	−0.058	0.078	0.092
	显著性（双尾）	0.547	0.056	0.044 *	0.007 *	0.001 *
	N	1208	1208	1208	1208	1208
近亲从医	皮尔森（Pearson）相关	0.086	−0.021	−0.015	0.016	0.090
	显著性（双尾）	0.003 *	0.471	0.599	0.573	0.002 *
	N	1208	1208	1208	1208	1208

. 相关性在 0.01 层上显著（双尾）。

. 相关性在 0.05 层上显著（双尾）。

医师职业精神，是医学专业特征的沉淀，是医学以人为本的伦理价值的集中体现，也是对从业者职业意识、职业思维和职业心理状态的反映。医师职业精神的形成，既受到社会环境的影响，也离不开医学生的自我构建。医师职业精神的发展，既受到医疗政策环境、新闻媒体、医患关系、医生人事、培训制度等客观因素的影响，也受到医师个体因素的影响。社会核心价值观、医改政策、医患关系、高等教育模式、个体家庭背景、自然信息、学医动机、思维发展特点，都是医学院校开展医学生职业精神教育工作必须要考虑到的影响因素。

第五章　医学生职业精神培育的模式创新

《说文解字》中这样描述教育："教，上所施下所效，育，养子使作善也。"教的主要方法，就是上行下效；教育的根本目的，是追求至善，而不单纯是学习知识和专业技能。医学生的职业精神教育，是要引导、感染、帮助医学生形成对于未来医疗职业的正面评价，以期激发他们的工作动机，唤醒他们作为医生的职业意志，并提高工作的积极性和创造性。根据前文结论，目前我医学生职业精神教育存在边缘化、碎片化、简单化的问题。医学生职业精神教育要融入世界整合教育模式的洪流中，从构建"三全"教育体系、探讨各部分教育内容的深度融合、开发中国特色文化资源以及完善教育保障四个方面进行对策探讨。

第一节　完善教育模式

医师职业精神的塑造过程是认知、情感、意志、信念等各个心理要素共同发展的过程，既可以从提升认知开始，也可以从情感体验开始，甚至可以先从约束行为开始，所以职业精神教育必须要坚持"三全"育人的路径，既要有全面系统的教育方案，又要能因人，因势而为。

一、加强教育协同，实现全员育人

2016 年全国高校思想政治工作会议上，习近平总书记提出全国各高校都要把立德树人作为教育的中心环节，这一项工作要贯穿到高等教育的全过程，实现全程育人、全方位育人。2023 年全国优秀教师代表座谈会上，总书记致信与会代表，指出：希望全国广大教师以教育家为榜样，大力弘扬教育家精神，牢记为党育人、为国育才的初心使命。可见学生的思想教育并不是学工队伍的独家使命，全校所有的教师都要参与其中，形成全员育人的格局。

（一）“协同”意指在分工的基础上实现合作

协同的意思就是两个及以上资源主体，相互配合完成同一目标，从而实现共同发展。协同的并不是否认分工，而是在分工基础上寻找合作的途径。

要做到医学生职业精神教育的协同，重点是要落实专业教师与思政教师的协同。高校教师，容易走入“平时上课，课后科研，闲事不管”的误区，觉得思想教育和自己无关，与学生之间的互动较少，课后辅导就更少了。根据 2009 年最新修订的《教师法》，在第二章第八条的第三款和第四款中明文规定了高校全体教师都有进行社会主义教育、爱国主义教育的职责，并有组织、带领学生开展社会实践的义务，高校教师不仅要教授学生知识，还要促进学生的全面发展医学生职业精神教育可以分为显性教育和隐性教育两种类型，显性的教育途径包括职业指导、医学伦理等相关课程、名家讲座、主流传媒价值灌输等，隐性的教育是指潜移默化的文化促进学生人格发展和综合素质提升，显性教育的承担者应该是相关教师、专职辅导员和政工干部，但是专业教师的特殊身份以及得天独厚的教育条件让他们从事隐性教育成为可能。2022 年 4 月 25 日，习近平总书记在人民大学考察时指出，高校老师既要精通专业知识，做好“经师”，也要涵养德性，成为“人师”。可见，经师与人师能统一，要统一，这是专业教师与思政教师的协同的基础。

要做到医学生职业精神教育的协同，难点是理论教育和实践教育的协同。职业精神来自职业实践，所以职业精神教育也必须与实践紧密结合。高等医学院校的师资以理论教学为主，但是理论如何应用于实践中呢？只有一线医疗实践的医务人员才能提供鲜活的答案。可是医务人员工作压力大，门诊，科研已经耗费了大量时间，还能剩下多少精力留给医学人文呢？在调研中发现，医务人员的医学人文素养有两极分化的趋势，有的医务人员对医学人文给予很高评价，但是也有些医务人员自嘲“理科生实在不会写人文病例，被主任逼迫之后也只能干巴巴地写几句”，可见，请医务人员来医学院做职业精神教育的难度较大。

当然，理论教育和实践教育的另一个协同路径，那就是编写高质量的医学伦理案例，在理论教学中，如果能够引入切实际，接地气的真实案例，也可以算是教育协同了。目前高质量的案例还是比较丰富的，但是基本是借鉴西方医疗，根据我国医疗特点和实践编写的教学案例，不够充分。未来，医学院校教师与一线医疗工作人员应该加强合作，提升高校职业精神理论教育与医疗实践的协同水平。

（二）专业教育可以与职业精神教育协同发展

2017 年 12 月中共教育部党组印发了关于《高校思想政治工作质量提升工程实施纲要》指出，要“实现思想政治教育与知识体系教育的有机统一”①，专业教育与职业精神教育协同发展，是提升医学院立德树人实效的题中之意。

医学文化中蕴含着思政教育的宝贵资源。以病人为中心的基本价值取向与思政教育中以人民为中心，全心全意为人民服务的价值观不谋而合；医学中“人命至重”的生命观，重义轻利的义利观，“如临深渊、如履薄冰”的工作态度和“当凡病家大小贫富人等，请视者便可往之，勿得迟延厌弃”的医患关系观，与思政教育的价值内核和思维方式同源。还有，中医药文化的自然观与思政教育的人学取向是一致的，要深刻认识到人的自然属性和社会属性，就要让学生对人在天地间的地位有正确的理解；中国传统医学文化重视精神健康，《内经》提出“恬淡虚无，真气从之”，“精神内守，病安从来”，将躯体健康与精神健康紧密

① 中共教育部党组. 高校思想政治工作质量提升工程实施纲要［N］. 光明网，2017-12-07.

结合在一起，这与思政教育强调道德操守关系密切；中医“崇中尚和”的辩证思想方法，可以融入个人利益与集体利益，德治和法治，个人的理想，价值与社会理想和社会价值等教育内容。综上，专业教育与思政教育协同，既是专业教育的升华，也是医学院校思政教育的突破口，更是培养优秀医疗人才的必然要求。

（三）要加强社会师资和学校师资的协同

专职医学人文和伦理课程教师、学生工作队伍、思政课程教师永远是职业精神培育的中坚力量，但是仅有他们是不足的。医师职业精神根植于医疗实践，所以有时候，社会师资比学校师资更有优势，所以要扩展一支由伦理课程教师、学生工作队伍、思政课程教师、临床医生、具有较高文化素养的患者等共同组织的职业精神培育师资队伍。

根据社会学弱联系理论，人和人之间的关系，按照认识的时间长短、互动频率、亲密和互惠等条件，可以粗略地分为强联系和弱联系①，每个人都有自己的强联结，但是同时也可以在社会网络的帮助下，形成弱联结。一般而言强联结存在于小团体之中，强联结的人群往往具有相同的爱好和知识，他们更容易得到认同和互惠，但是同质化的特点也阻止了他们的进步，弱联结则可以促进广泛的信息传播。本研究调研中的 25 题（均值 2.9/5）和 26 题（均值 3.06/5）是对校友影响力的评价，校友就代表了医学生的弱联结，调研结果显示医学生弱联结的影响力弱于老师，但是强于朋辈。所以聘请临床医生，甚至邀请具有较大疾病经历的患者来现身说法，都具有一定的实践价值。榜样教育的重要意义在于向医学生展示了更高层次的生活方式，激发学生对道德理想的追求。

除了老师和前辈外，朋辈的榜样示范也是职业精神教育的重要资源。朋辈群体是大学生最为重要和宝贵的社会网络关系和社会潜在资本，既

① Mark S. Granovetter. The Strength of Weak Ties[J]. Social Networks, 1977, 78(6): 347-367.

可以影响大学生的情感社会支持力度，也是文化认同、价值认同的重要来源。“近朱者赤，近墨者黑”，大学生在朋辈交友和互动中形成了与深刻的价值体系和文化认同。所以在扩展职业精神教育资源的时候，也要注意开发学生身边的榜样，收集基层就业，西部就业相关的案例，利用朋辈影响力进行教育。

二、坚持以文化人，实现全方位育人

全方位育人，是指将思想政治教育理念与多种教育载体相融合，整合育人资源，实现教育合力，从而提升教育实效。在职业精神教育中，激发学生的“情感动力”是非常重要的一个环节。情感并不能通过“灌输”或者告知而实现，只能通过文化对教育对象进行引导。医学生职业精神教育也必须坚持“以文化人”的根本教育路径，加强校园文化、导学文化、医院文化和实践文化四种文化的建设。

（一）发展医学特色的校园文化

有学者①从南斯拉夫马里博尔（Maribor）医科大学选取十一名四年级医学生（这些学生都先修为期四个月的医师职业精神课程），研究者采定性研究方法，探索了看电影对医学生职业精神的影响。结果显示：医学生可以在电影中辨识出于医学精神相关的沟通、同情、个人利益和安慰疗法这些维度，电影还能让学生进一步深入思考了声明、死亡和临终关怀。无独有偶，哈佛医学院安的艾伦·罗斯曼提到了著名电视剧《急诊室的故事》对她的重要意义：最初和同学们一开始看这部电视剧是因为这部剧的剧本是由哈佛医学院的前辈写的，里面有很多镜头参照了医学院真实的上课情景。但是随着专业课学习的深入，艾伦和她的同学们也有了不同的感受，越来越丰富的专业知识让他们逐渐“破解了电

① Klemenc-Ketis Z, Kersnik J. Using movies to teach professionalism to medical students [J]. Bmc Medical Education, 2011, 11(1): 1-5.

视剧里的医学行话”，当看到剧中人遇到了伦理困难的时候，他们会不由自主地想，如果是自己的话，应该怎么办？甚至当剧中骄傲的伯顿因为没有认真倾听患者陈述而误诊的时候，还有同学说出了大家的心声“这家伙没有上过病人-医学课第一课吗？”①。可见，校园文化活动可以在医学生职业精神培养方面发挥作用。

医学院校拥有自己独特的医学教育和服务传统，这些传统可以通过志愿服务、社会实践、医学生誓言、传统文化节、大体老师致敬、优秀医生事迹宣讲等特色文化活动，融入到校园文化中，在潜移默化中，启迪学生作为未来医疗事业者的光荣和使命；医学院校还可以开展融思想性、知识性、学术性和趣味性于一体的医疗学术讲座、名师论坛等活动。当然，在设计校园文化活动的时候，要尊重学生个性发展。

医学专业知识体系庞大严谨、培养的医疗人才又是性命相托的关键行业，教育者的主导地位自然更为重要，但是这种“学生为主体，教师为主导”的教育惯性也容易让校园文化建设中，也失去学生的身影，所以要格外注意保护学生的创意。近年来，医学院校出现了越来越多的学生主导的作品，比如由学生自主研发的“中药手游”②、“小医生漫画”等文化作品，这些是校园文化建设的新风向，也是当前医学院校校园文化的有力补充。

（二）构建多元互动的导学文化

医学生是可塑性、模仿性很强的群体，他们在心理状态、情感归属、认知方式等方面尚未成熟，容易跟着走、比着学。导学关系，可以形成产生潜移默化的教育效果，所以要构建多元互动的导学文化，以“理解学生为前提，以尊重学生为基础，以接纳学生为关键”③，达到“以文化

---

① 罗思曼．哈佛医学生的历练［M］．杭州：浙江人民出版社，2016：15-16.

② 杨扬．医学院校校园文化品牌建设中的医德培养［J］．劳动保障世界，2017（18）：25-26.

③ 刘川生．以习近平新时代中国特色社会主义思想为指导努力提升高校思想政治理论课亲和力与针对性［J］．中国高教研究，2018（2）.

人”的目标。

首先，导学文化的核心是师生交流和互动，所以要拓宽师生交流范围，师生交流的内容，不是仅限于专业学习，除了对学生进行学术影响和课题指导，也要同时关心学生“成长的烦恼”，在职业规划、思想政治、生活、情感等学生需要的方面发挥作用。

其次，要改革师生交流方式。一般而言师生“导学”关系可以分为四种情况：主动权在老师手里，导师讲学生听；双方交往缺乏主题，随便聊聊；主动权在学生手里，学生问什么教师答什么；学生提出问题，导师根据自己经验进行系统辅导。目前在医学院校的导学关系中，第一种和第二种比较常见，即教师作为权威的信息发布者和教学的主导者，单向度的向学生进行灌输。本研究并非要否定这种对话方式，因为我们不能默认教育双方的“前见”在同一个维度上，所以教师和学生的沟通存在鸿沟，必须要先通过单向灌输，让教育对象有个基本的“图式”。但是，既然是交往，就要有“来”有“往”，因此导师要重视学生的反馈，将沟通变成一个闭合回路，而不是单线程的输入。

医师职业精神教育中，要明确教育者与被教育者都是彼此关系的创造者，学生本人也应该是一个真理的探求者，与大学教育向他们植入的知识体系“格斗”①，这一活动必须是孤独的，并由此形成思考和决策。实际上，目前西方国家医学教育中多采取“以问题为中心”（PBL）教育和案例教育，教师将授课内容以问题或者案例的方式抛给学生，由学生查找资料，深入思考，再带着思考成果来上课，与其他同学之间互相切磋，教师则主要发挥控制讨论节奏和方向，以及总结归纳的任务，此类方法统称为“翻转课堂”，这种教育理念，也奠定了多元互动导学文化的基本模式。

① 金子元久. 大学教育力［M］. 上海：华东师范大学出版社，2009：26.

（三）强调和谐共赢的医院文化

西方有一句谚语“你的财宝在哪里，你的心就也在哪里”。对于大部分医学生来说，在经过5年，7年甚至10年才获得的专业知识，就是自己最宝贵的财富。知识塑造着我们每个人，医学生宝贵的青年时期几乎都与医学知识相伴，所以医学知识和实际训练中蕴含的思维特点和价值取向，本身就可以很有力的塑造医学生，这就是医院文化建设的意义。

医院文化的基石是带教文化。一位好的带教老师，不仅要有过硬的临床技能，还必须为人师表，善于维护医患关系，在实际教学过程中，带教老师个人的魅力、生活习惯都会对学生产生潜移默化的影响，如果带教文化健康，那么学生的教育满意度就会有很大的提升。访谈中，研究者收集到这样一个案例：一名进入临床学习的高年级医学生谈到自己刚参与的一场手术，说“终于轮到自己组开腹了，师兄说我们做胰腺十二指肠切除加胃肠，胰肠，胆肠吻合，没有到下午三点别想回来，中午十二点肚子就开始在台上唱空城计，真是饿死我了，主任还问，姑娘啊中午跟着我们不吃饭可以吗？主任清扫淋巴真的好厉害，那解剖结构，如此清晰在我面前展露，仿佛打开新世界，每看到一根粗的血管我都要问是什么，主任很耐心回答我，说实话肠系膜上和下的动静脉真的不明显。最后，我自己动手缝针打结，累得我在休息室躺了好久”（15-6-2）。错过午饭，在手术台上一站好几个小时，累得躺在休息室好久，在平常话语体系里，这些似乎都是坏事情，但是这名同学的自述中，却充满了对职业自豪感和自我效能感。那是因为在前辈的带领下，“学到了东西”。当然，如果带教文化不健康，师生交往不通畅，那么学生的不满也是非常明确且强烈的。本研究也遇到过这样的情况，有的受访者提出，“在急诊实习，就是没完没了地收病人，收不完病人不许下班”（19-4），所以这位受访者对医学的热情和信心大大降低了。

医院文化还包含了医院本身的组织文化建设。医院组织文化的内涵是医院全体工作人员共同坚持的价值、道德和行为规范。如果这个医院的文化是坚持以人为本，积极向上的，医学生沁润其中，会形成较好的职业精神；如果一家医院以经济利益为中心，对医患关系消极逃避，医学生身处其中，其职业精神发展也会受阻。

医院文化还体现在对待实习学生的态度上。正如前文提到的，医疗中的“仁”，既体现医生对患者的仁爱，也体现的是对医生合法权益的保护，医学生作为未来的医生，虽然是实习身份，但是也是人，也应该被善待，一个简单的午休地点、一台饮水机，是细节，但是也是能对医学生人文精神带来深刻影响的关键细节。网上曾经流传了一张照片，是某医科大学附属医院某科室的饮水机上贴了一张纸条，写着“实习、规培及进修学生请到热水壶处接饮用水”，引起舆论哗然，最后真相大白，饮水机是护士长为了方便医生在门诊时间也可以有水喝，用科室里的钱买的，并非医院的标准配置，而实习的医学生太多了，一桶水很快就喝完了，无奈之下才贴出了那样的告示，理由非常充分，但是这一个小小的告示，营造了人心相背离的的氛围，也会影响学生的从医心态。

同时注意，医院文化要和校园文化对接。医院文化与校园文化有较大区别，医学生既是大学生，又是医院的特殊群体，更容易产生文化冲突，所以在“以文化人”建设方面，要注意校园文化与医院文化的衔接，新生医院参观、早期配备临床导师、开设桥梁课程、对带教老师进行培训、加强医院对实习学生的关心和爱护，《医学伦理学》以及职业指导课程中有机融入医疗实际案例等方法，都可以有效帮助医学生顺利从校园文化环境过渡到医院文化环境。

当然，医院文化建设是一个重大课题，非一朝一夕能够改变，但是至少大学在选择教学医院的时候，应该先对医院整体文化和氛围进行考察，尽量选择组织文化积极健康的医院作为教学医院。

（四）打造厚德济生的实践文化

医师职业精神体现的是个体与职业的关系，这种关系不是一蹴而就，也不能一劳永逸，而要在实践中不断更新，也要在实践中不断进行确认和约定，正所谓“医学伦理并非起源于那些逍遥自在的，思考着善恶的理论家，而是来自那些时常面临险境的医生们”①，要做好医学生职业精神教育，必须要重视实践，打造厚德济生的社会实践文化。

首先，要深刻理解社会实践的本质。一般认为医学生的临床实践的意义在于磨炼医学生的诊疗技能，但是实际上，实践更重要的是帮助学习者在与情境的互动中体会自身与他人、与社会的关系，并形成相应的价值规范和行为习惯。本研究在调研中，采集到这样一个案例，这是一名大四的医学生提供的，她说“今天，有一名护工过来急着叫我去看她护理的病人，该病人是一个肝性脑病的老先生，每天都在说胡话，我从未见过他的家人，查房的时候也一直只有一个护工大姐在身边。护工焦急地说：大夫，您过来一下，你告诉我这种病人这种病情血压多少就是有危险了？我好注意，因为我以前一直没有护理过这么重的病人，刚刚量血压有点低。我仔细对她讲解完，走开了，职业不分贵贱，总有人让你肃然起敬”(20-5)。如果不是参加临床实践，这名学生就不会有如此宝贵的经验。这种收获显然并不在临床带教任务之内，但是却又如此自然，体现出实践的魅力，也启发教育者：临床实践的意义在于通过具体道德情境进行分析、判断、选择，将移情、胜任、尊重等心理特质与职业精神相联系，形成不同于其他职业的，医疗职业所特有的职业理想和职业乐趣，并激发对未来职业的向往与憧憬。

其次，要注意社会实践的感受性，职业精神教育作为思想教育，在于用理智的培养代替观念的灌输，用具体的判断，代替抽象的原则。社会实践不仅提升学生的医学技能，而且是情感、道德、人文素养的综合修炼。开展实践，是为了在实际工作情景下，了解职业，形成深刻的职业承诺。不过遗憾的是，根据本研究调研结果，临床实习并不有利于提升医学生的职业信心和职业情感，出现这一矛盾，可能是因为临床实习的氛围比较严肃紧张，学生压力很大。所以医学生社会实践应该丰富化，既要强调临床实习，也要注意中低年级的实践体验，相比严肃的，系统

① King L S. Development of Medical Ethics[J]. Berita Jururawat, 1958, 11(1): 23-5.

的实习，轻松愉快的体验反而有利于帮助学习者模拟一定的学习情境，解决传统学校学习的去自我、去情境的问题。例如，我们要培养学生的职业自豪感，就让他们去社区做义诊，亲身体验来自群众的感谢和支持，职业自豪感自然就建立起来了。我们要培养学生的职业责任感，就让他们去打工子弟学校给小朋友们普及基本的卫生保健知识，看着一双双清澈的眼睛，责任感自然也会油然而生。目前各高校都有医学生的“送医送药”暑期社会实践、低年级学生的跟诊，见习，还有平时的社区义诊、打工子弟小学医疗保健知识义教等活动，这些活动并不能直接提升医学生的职业技能，有时候会受到轻视，但是从加强社会实践感受性的角度看，医学院校应该重视这种体验，并加强对学生社会实践的引导和资金投入。

另外，还要注重社会实践后的反思。这里的反思包括两部分内容：第一是以外部立场对观察到的事实进行客观分析，第二是从内部立场对自身的职业实践进行评价总结。对实践的反思，是为了总结经验教训，及时调整自己的行为，并追溯问题根源，有效寻找解决策略，以期对未来进行指导，也是为了澄清自我价值。“学而不思则罔，思而不学则殆”，参加了实践却又不进行反思，终究是沙上建塔，一无所获。

三、把握教育时机，实现全过程育人

孔子曰“不愤不启，不悱不发”，最佳教育时机是教育对象“心求通而未得之状，口欲言而未能之貌”之时，医学生职业精神过程是一个循序渐进过程，不能仅仅在新生入学或者毕业阶段开展教育，而是应该根据学生思想发展规律，贯穿于医学生的整个求学生涯中。根据问卷调研数据，本研究认为医学生职业精神的发展包括萌芽期、危机-冲突期和内化（退出）期三个阶段（如图 5 所示）。每个阶段都有不同的特点，职业精神教育也要依据这样的阶段性规律，有针对性的展开。

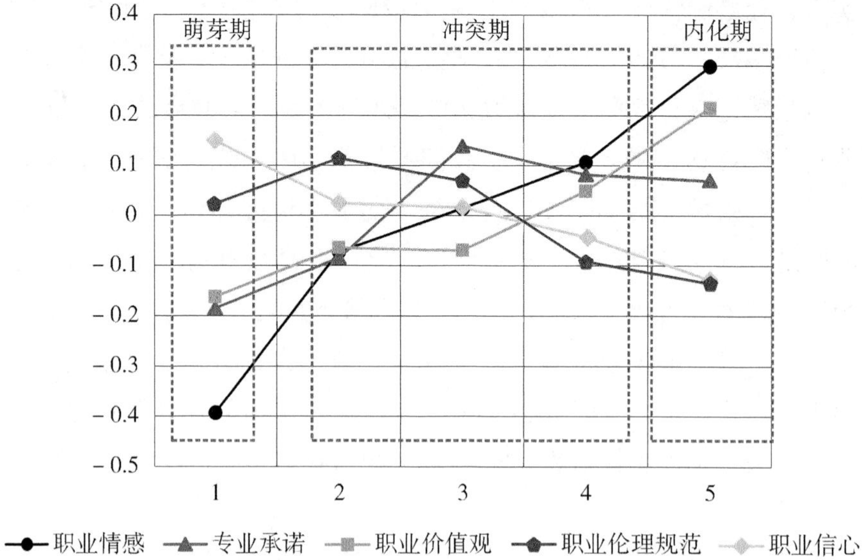

图5　医学生职业精神发展阶段

（一）医学生职业精神发展的萌芽期

萌芽期是医学生新入学到大一结束这一段时间，这一时期的学生的职业信心处于最高水平，但是职业承诺、职业情感和职业价值处于较低水平，看似逻辑矛盾，为什么刚上大一就能在职业信心方面达到最高水平呢？因为问卷是自评量表，低年级同学处于“以为自己知道”的阶段，这一时期的学生尚未正式接触医学，在家庭和社会的影响下，认为学医可以带来不错的经济地位和社会地位。另外，在学习方面，大一的课程主要集中在公共课程和专业基础课程方面，学生学到了一些基础知识，初步获得了一定的成就感，学习难度也在可以接受的范围内，所以他们的职业信心水平非常高。但是这一时期的学生缺乏对职业的深入了解，价值观、自豪感、切适感、承诺等方面水平低。

针对萌芽期的医学生，职业精神教育方式主要是体验式教育，兴趣代表着个体积极探索事物的活动倾向，是个体行为的重要动力来源。当学生表现出对某件事情或者某种现象的兴趣和积极的情绪时，就是教育的最佳时机，在这一阶段，学生对医学专业抱有饱满的激情和高昂的兴趣，应该围绕学生的兴趣和情感，开展体验式教育，利用新生引航教育平台，组织开学典礼宣誓、向大体老师致敬、医院参观、名师专业导读、学长交流、白大褂授予仪式等活动，可以进一步激发医学生对专业的积极情感和对未来职业的憧憬。

（二）医学生职业精神发展的危机-冲突期和讨论式教育

医学生职业精神发展的危机-冲突期主要在大二年级到大四年级这一阶段。首先，学生个体的职业情感逐渐上升。数据显示，大二学生和大一学生相比，其他四个因子都在下降，唯独职业情感要素有较明显的提升，证明学生逐渐脱离了家庭和社会所赋予医疗行业的“刻板印象”，开始思考自己与职业的切适、职业效能等更深层次的问题。其次，职业信心相对来说有所下降，说明学生脱离了“无知者无畏”，进入“知道自己不知道”的状态。大二到大三，是医学生正式进入医学学习的阶段，学习压力陡然增加，课程门数增多，难度增大，学生需要跨越巨大的知识鸿沟，学业压力会降低学生的学习效能感，导致学习兴趣下降。大四阶段，是学生从学院步入医院的桥梁阶段，直接接触到了医疗一线，逐渐意识到医疗职业的高技术性和高风险性，也体会到医生职业工作时间长、工作压力大、体力付出超负荷，他们发现了职业危机，也产生了心理冲突。

冲突是指有两个及以上需求或者价值同时存在无法选择的一种矛盾的心理状态。按照心理学家埃里克森的理论，每个人在一个人格发展阶段都有独特的发展任务，如果这一任务完成，则个体顺利进入下一个发展阶段，如果发展受限，则个体就会出现发展“危机”，个体的自我意识就是这样的和解和冲突中达到新的高度。玛西亚继承并完善了埃里克森的“危机理论”，提出了“危机-冲突”① 理论模型，她提出：冲突是

① Marcia J E. Identity in adolescence[J]. J. adelson. handbook of Adolescent Psychology, 1980.

“个人面对职业选择与生活中重要计划、价值信念受到质疑，主动去作决定时感受到的焦虑或困惑心态”①，危机和冲突并不可怕，青年人需要在危机情境下做出抉择和承诺，这是他们完成自我人格构建的必经之路。教育者要从历史的、经济的、文化的视角，多角度出发，给予学生系统的信息和教育，并带领学生进行思考，分析这些问题出现的原因，还可以补充一些关于“医患沟通”技巧或者危机处理的讲座、案例以及教学研讨。如果说在萌芽期的教育属于“感性教育”的话，本阶段则进入了“理性教育”时期。

（三）医学生职业精神发展的内化期和“同一性”教育

经过了大一的萌芽期，大二到大四的冲突期之后，医学生在大五之后，逐步走向成熟，也走向分化：一部分医学生的职业精神进入内化期，表现为职业情感和职业价值持续走高，职业承诺趋于平稳，职业信心和专业认知回归理性，职业精神水平也有所上升，职业精神发展进入了内化期。个体访谈中，有受访者说“一直在选择，一直在动摇，但始终不甘心离开。工作后，想成为一名合格的医生，让人信任，再去选择，再去动摇。当初选择中医，如今成为医生，我很满意”（13-4）；回顾自己七年的求学经历，大一玩，大二大三痴迷内经，大四到毕业在医院各科混。期间各种选择，各种迷茫，但是回头看还是注定要走到这里。找工作也是一样，各种纠结，外地还是北京，郊区医院还是市里社区，大医院冷门科室，回到社区还是另谋医院当骨科医生，总之，不断面临选择，虽然决策的时候很痛苦，但是回头看看，还是感到欣慰，至少自己一直坚持了一个方向（12-4）。

也有一部分医学生在经历了冲突之后，选择了退出。退出的原因可能是医学职业本身的特点与个体追求分歧较大，例如“并不后悔或是遗憾选择医学，只是若重新选择，可能不再会选择医学了，医学本身就极为严谨

① 张愫怡．医科大学生职业认同、学业情绪的状况及关系研究［D］．福建师范大学，2009.

的，但绝大多数人做不到。医学生的成才周期长，就业选择窄，更适合家境富裕的同学或真的能够耐得住寂寞的同学”（13-5），也可能是受到当前社会现实的影响，比如认为“挣得少，耗时长，不喜欢，绝对不会再选择这个专业”（10-3）。所以，矛盾冲突并不必然导致职业精神的内化，个体也可能选择“退出”来度过危机，但是这样退出是积极的，健康的。

这一阶段的职业精神教育的应该是“同一性”教育。经过了感性教育和理性教育，学生已经基本形成了理性的，系统地关于医学和医学职业的认识。教育者需要将关注点放在启发医学生的自我构建上，要引导学生从职业价值、职业人格和兴趣等方面展开自我认知活动，判断自己是否适合从事医疗事业。如果学生认为自己适合医疗职业，那么他们的职业精神发展就进入内化阶段；如果学生发现医疗事业与自己最初的设想相差甚远，那么他们的职业精神发展就进入了“退出”阶段，对于进入退出阶段的学生，不能一味的强迫或者指责，而是要帮助他们确认自我认知的结果，并启发他们寻找其他的出口。

医师职业精神的构建是一个终身的事业，大学的教育只是起点，医学生的职业精神的内化期只是医师职业精神发展的“相对终点”，并非绝对结束。随着学习的深入，临床经验的增多，以及社会医疗体制的变革和医患关系的发展，“冲突-内化”这个过程会循环往复，感性教育、理性教育和“同一性”教育也需要循环开展，不能认为高年级医学生已经念了好几年医科了，该知道的肯定都知道了，所以不用教育了，而是应该紧密结合医疗实践，针对不同时期的医学生不同的心理状态，创新教育方法，引导学生不断反思，及时解决思想问题，开展系统化，全程化，立体化的职业精神教育。

第二节　拓展教育资源

社会主义事业赋予中华文明以现代力量，中华文明赋予社会主义事业以深厚底蕴。中国的医师队伍建设和职业精神建设，既要传承中医药文化，又要结合时代背景，从红色医疗文化和社会主义文化中寻找根与魂，关注医师职业精神的本质和根源，阐释我国医师职业精神中民族性与时代性的辩证统一关系。只有融入中医药文化，红色革命文化和社会主义文化，才能形成中国特色的医师职业精神。

一、以中医药文化为特色

任何一种医学模式，都必然拥有清晰的知识谱系，区别在于如何对待这些知识，是要将知识技术化，还是要将知识思想化？中医药文化是道器合一的学问，属于后者。因为我国中医药以辨证为基本哲学框架，以意象思维为主要思维方法，在天人合一的基本思想基础上，孕育出根植于“仁爱”的母爱文化、“尚礼”“和谐”的场所文化和阴阳平衡的独特生命文化，有利于理解医学的本质到底是什么的问题。

（一）中医药文化倡导系统健康观

中医的自然观，是建立在我国传统宇宙演化学思想基础上的。我国传统宇宙观认为，人与天地万物同出自一个萌胚，经历了相同的演化，所以各种生命现象之间，是具有深刻的统一性和相似性的。“哲学标志着一个民族对它自身自觉意识所达到的高度和深度”①，在阴阳演化的哲学基础上，中医将生命推向了天人合一的境界，这是中医文化最根本的特点。天人合一指的是人与自然大化一体，时空合一，人体健康受到时间的节律、地域的差异，病机也是与物质环境密切相关的，所以理想的生命状态在于“和”。

首先，中医治病最重要的任务，就是要调和阴阳。按照内经的观点，万物负阴而抱阳，冲气以为和，和居中央，是以木实于心，草实于荚，卵胎生于中央，春为阳中，万物以生，秋为阴中，万物以成。在中医看

---

① 高清海．中华民族的未来发展需要有自己的哲学理论［J］．吉林大学社会科学学报，2004（2）：5-7.

来，人会生病的原因就是六气以及情志，饮食，劳逸等因素的过度出现，生命是一个复杂体，内部包含着复杂的运行机制，宏观和微观上，均存在不同性质，不同种类因素的冲突，脏腑，气血，七情，五味，气机升降等，以上要素，并存激荡互相制约，形成了“和”。

当然，这里的和，指的是“以他平他”，是不同要素之间的配合与制约，而不是同，因为“以同裨同，尽乃弃矣”。中医阴阳调和的基本治病思路，指明了医学的本质，医学的任务不仅有治疗，还有安养。值得一提的是，我国医学文化中有“济世救人”“不为良相，便为良医”的观点，前人早已意识到了维持个体健康与国家繁荣昌盛之间的关系，这是中华医学文化先进性的体现。

（二）中医药文化倡导顺应自然的道德模式

中医天人合一理论的意义并不仅在与治病，还在于对“什么是道德的”这一问题的回答。日月星辰，四季轮回，万事万物的演变，都不是无意识的盲目之举，而是存在深刻的天理。天理是什么意思呢？说文解字认为“理，治玉也”，理的原意是石头的纹理，治玉的意思是顺着玉石的纹路加工，才能得到一个完美的艺术品。相应地，天理就引申为顺应自然规律而为，而“人以天地之气生，四时之法成”（《素问·宝命全形论》），同时，人与自然大化一体，时空合一，那么人自然也应该顺应自然规律而行，这就是道德的。

中医顺应自然的道德理论，催生了医疗的“母爱”模式。母爱模式与父爱模式相对。父爱主义是工程模式，以精湛的医术和良好的器械为患者诊断和治疗。父爱模式下，医生的工作更像科学家一样，通过操作机器收集数据，根据数据得出诊疗结论。在这个过程中，医生持价值中立的立场，既不能受到自己价值观的影响，也不能受到病人价值观的影响。父爱模式的特点是重事实，轻价值，忽略文化差异，其问题在于在医疗过程中处于主体的患者降低为客体，缺乏医学人文精神。

母爱模式是文化模式，来自对生命的尊重和泛爱众的社会伦理观。对医者来说，行医并不是要希求患者同等的回报，要当存一救人实意，不当唯利是图。“不得问其贵贱贫富，长幼妍蚩，怨亲善友，华夷愚智，普同一等，皆如至亲之想，亦不得瞻前顾後自虑吉凶，护惜身命”。除了孙思邈，陈实功在《医家五戒十要》中也提道：“夫医者，非仁爱之士不可托也。”这种重义轻利的医学伦理观发展到一定程度还出现了“悉也诊治，不计报酬”的境界。例如我国古代书记《神仙传》卷十记载：“（董奉）异居山为人治病不取钱使人重病愈者，使栽杏五株，轻者一株，如此十年，计得十万余株，郁然成林……”所以人们用“杏林”称颂医生，彰显医德。看病不收钱，这种做法已经超越了医学伦理和普通医患之间的责任和义务，体现了我国传统的医学价值审美。“以利他为基础的道德主义正好可以克制现代的原子式个人主义，有助于重建人伦世道和社会共同价值”①。医德建设，是作为好人的训练，德性，不仅仅与行为有关，还与人的情感，品质和道德习惯有关，“德性是品质的卓越，是训练有素的行为性情”②。中医药文化的母爱精神，将医疗主体和医疗行为统一了起来，对市场经济的个人主义导向有一定抑制作用。

现代医学背景下，医疗行为发生的场所是以技术为中心的医院，取代了传统医学中，以信任为中心的诊疗场所（如患者的家里），让医患之间的关系不再亲密，双方的距离越来越远。中医药文化一直在强调医患之间的亲切感，《内经》提出要“形与神俱”，才能天年。所以医疗的着眼点不能只放在人的身体上，还要关注心和神。例如，在《黄帝内经》中记载：黄帝问岐伯：怎样才能做到“顺”？岐伯曰：到一个地区，要先问清楚当地的风俗习惯；进入人家时，要先问清楚人家的忌讳；去别人家做客时要先问清楚人家的礼节；医生临症时要先询问病人怎样才觉得舒服。黄帝内经还提出了保护病人隐私的观点，医家问病要“闭户塞牖，系之病者，数问其情，以从其意”，就是医生问患者隐私的时候要注意关上门窗，替患者保密，还强调“问者不觉烦，病者不觉厌，庶

① 程志敏. 论儒家“道德主义”思想的特质及现代价值［J］. 伦理学研究，2024（1）：52-60.

② 波伊曼，菲泽. 给善恶一个答案：身边的伦理学［M］. 王伟江，译. 北京：中信出版社，2017：249.

可详求本末”的医患沟通。实际上，把患者当亲人，保持医患的亲切感是医者智慧，而不是道德绑架，因为入情才能入理，通情才能达理，即便是最伟大的医生也无法保证自己整个职业生涯不犯一次错误，而只有亲人，才能无条件宽恕过错。

（三）中医药文化倡导医师要坚持技术与人文并举

中医药文化视域下的医生，不仅是熟练掌握医疗技术的人，还应该能站在哲学思辨和历史洞察基础上探索生命的底蕴的人。北京中医药大学郝万山教授说过：“病人都有太多的痛苦想从周围得到慰藉，可家人、朋友已经听得太多了，不愿再听。如果医生再不愿意听，找各种理由随意打发病人，那他们还能找谁啊？”郝教授和中国其他的医生一样，也都要应对门诊压力，虽然他是中医，但是总会有病人会带上一堆检验报告和处方单，一股脑倒给他看，他也不着急，每个都接过来认真看，面对病人的发泄他也能柔和应对。“不为良相，便为良医”，在我国传统文化中，治理一个国家和治理微观疾病的道是相通的，中医药文化也实现了从微观到宏观，从治愈人体上升到了胸怀天下的境界。

中医重视医学哲学以及医学人文，是不是就没有科学性了呢？如果中医药文化否定科学，以中医药文化为特色的职业精神就是反现代性的。这个观点不但是错误的，而且恰恰相反，重视二元医学价值正是中医药文化的特色和底色，中华传统文化从来不是非此即彼的两极思维，在辩证思维指导下的中医药文化很早就发现，医学并非纯粹的生物医学科学，医疗是建立在人与人之间亲如家人基础上的“仁学”，鉴于现代医学中所出现的基本问题就是为人文与科学之间的冲突，可以说，中医药文化直到现在依然拥有指导意义。

总之，“如果没有中华五千年文明，哪里有什么中国特色？”中医脱胎于中华传统文化，具有独特的看待疾病、生命、医患、人与自然关系的独特价值体系和精神品质，这是中国的医师职业精神区别于西方职业精神的一个重要因素。当然，在弘扬传统中医药文化的时候，我们也要警惕“古已有之”的误区，并不是所有新问题都可以用祖先“亘古不变”的理论。任何新的理论，也未必都能在老祖宗的框架中找到投射。“真正的文化自觉，必须在不同文化的交流互动当中实现”①，中医药文化在经过现代性转化和创新性发展之后，未来也必然将以开放的姿态，吸纳现代生物，化学，物理，计算机，数学学科的智慧，千年医学，亦恰似风华正茂。

二、以红医精神为亮色

有一种观点提出：受限于医疗资源，医疗技术以及医护人员的精力和能力等客观因素，医疗行为应该承担有限责任，所以，医学的仁爱应该是有条件的而且是有限的②，医学伦理的基本尺度，应该是“世俗生活的底线伦理”③，所以“大爱无疆”是无法落实的，对医生的道德水平有过高的要求反而容易让整个社会的医护人员道德状态成为一锅“夹生饭”，所以正确的做法应该是倡导医务人员坚持具有“普遍约束力的底线伦理”，这才是一种更有实践意义的做法。这个看法是对医师职业精神的“矮化”，作为医务人员行为的镜与灯的医师职业精神，必须要倡导崇高的职业信仰。2020 年以来，随着党史学习和研究的进一步深入，红医文化的职业精神价值被逐渐重视起来，有助于丰富关于医疗行业的职业信仰的研究。

红医精神产生在中国新民主主义革命这一特殊历史背景之下，与中国革命道德紧密相连。革命道路，既阻且长，在日本侵略和国民党封锁的双重压力下，党领导的红军、八路军以及新四军和根据地都面临医疗资源极度紧缺的严重问题，无论是战争造成的大量伤员，还是根据地的老百姓，都需要就医。中国共产党人发扬伟大的斗争精神，艰苦奋斗，

① 邹广文. 回归自己民族的文化主体性［J］. 吉林大学社会科学学报，2024，64（3）：23-31.

② 严金海，黎可盈，高婧，等. 论医学仁爱的条件性与有限性［J］. 医学与哲学，2020，41（23）：16-20.

③ 东西方文化发展中心. 寻求普世伦理［M］. 商务印书馆，2001：128.

自力更生，坚持中西医结合的基本治疗原则，在党的领导下，革命卫生事业不断向前发展。广大军医们在居无定所，缺医少药的艰难环境中所展示出崇高的革命理想，全心全意为人民健康服务的政治宗旨以及克服万难，无私奉献的道德风尚，构成了红医精神的基本内容。

（一）红医精神指引医学生树立远大的职业信仰

红医精神，始终把革命利益放在首位，坚持共产主义理想信念，为医师职业精神提供了价值导向。1939 年毛泽东发表《纪念白求恩》，指出“一个外国人，毫无利己的动机，把中国人民的解放事业当作他自己的事业，这是什么精神？这是国际主义的精神，这是共产主义的精神，每一个中国共产党员都要学习这种精神”①。

白求恩医生曾说：“对抢救伤员来说，时间就是生命，能抢救一个伤员，为伤员减少一份痛苦，就是我们医务工作者最大的快乐。”② 在革命年代，人民军队中有一大批和龙思泉，钱信忠一样的军医，他们在枪林弹雨中，以守护军民健康为己任，不顾自身安危，尽量救治伤员和群众，形成了崇高的信仰。白求恩去世前四天，还坚持在手术台上，挽救了一名小战士的腿。小战士的名字叫余新元，建国以后在鞍山负责征兵工作，帮助雷锋当了新兵。雷锋在 1960 年 11 月 6 日的日记中写到“余政委说：“好，应当好好干，把自己的力量献给党的事业。” 1977 年，余新元又把郭明义招入了部队。郭明义是鞍钢工人，后来成为全国劳模，被誉为“当代雷锋”。白求恩，余新元，雷锋，郭明义，看起来四个毫不相关的名字，却因为大公无私、人人平等、为人民服务的国际共产主义精神而被紧密串联在一起。共产主义理想信念，也是红医精神的第一个亮点。

值得一提的是，共产党员是无神论者，可是在红军中却有一位“红军菩萨”，他叫龙思泉，是红军第三军团五师十三团二营卫生员。1935

① 毛泽东选集：第二卷［M］. 北京：人民出版社，1991：659.

② 熊建，王美华. 做白求恩精神的传承人［N］. 人民日报（海外版），2023-03-03（9）.

年1月，龙思泉在遵义为当地群众看病耽误了行程，导致他脱离了大部队，最后被当地反动地主武装杀害。村民悲痛万分，将他安葬在当地。当时老百姓不知道龙思泉的名字，就在墓碑上刻下了“红军坟”，龙思泉也被称为“红军菩萨”。无独有偶，八路军总部卫生部部长钱信忠，也被山西省左权县西隘峪口村（河西村）的村民誉为“活菩萨”。在他之前，老百姓只能去三仙圣母庙找神婆“治病”，自从八路军卫生部进驻河西后，钱部长和医生们主动给老百姓免费看病，还治愈了很多老百姓，老百姓能不感激红军吗？在革命时期，红色军医们拥有崇高的理想信念，不计回报，全心全意为老百姓谋利益，深得老百姓的爱戴和信任，才有“菩萨”这样的神性形象。在纯粹理性的范围内，探讨伦理道德是贫乏的，要对生命有丰富的理解，就必须要回到信仰这个终极的视野中。

（二）红医精神倡导医学生树立高尚的职业理想

红医精神，超越了抽象的医学人道主义，强调为国为民的使命意识，深刻回答了医疗实践“为了谁”的问题。1931年11月，中国工农红军军医学校成立，1932年2月22日隆重举行军医专业第一期开学典礼，当时的办学方针是“培养政治坚定，技术优良的红色医生”。什么是红色医生呢？1941年，陈毅给出了答案，那就是“我们的医务工作者，是为无产阶级服务的”。也就是说，为了无产阶级——而不是别的阶级，提供医疗服务的医生，才是“红医”，全心全意为人民服务，是红医的基本要求。同年，毛主席给中国医科大学毕业生题词：救死扶伤，实行革命的人道主义。2018年8月19日是中国首个医师节，习近平总书记做了重要指示，他号召医护人员要“认真学习贯彻新时代中国特色社会主义思想和党的十九大精神，践行社会主义核心价值观，坚持全心全意为人民服务，弘扬救死扶伤的人道主义精神”①。

全心全意为人民服务，是对医学人道主义的超越。西方的医学人道

① 习近平对首个“中国医师节”作出重要指示. 新华网，2018年8月17日. http://www.xinhuanet.com/politics/2018-08/17/c_1123285476.htm.

主义在肯定人的尊严和价值方面具有积极意义，但是人道主义的人是抽象的，所以抽象的人道主义保护的也是抽象的博爱，尊严和价值。医疗事业可以脱离社会关系而存在吗？按照涂尔干的观点，国家基本政治制度和职业群体之间有密切的互动关系。他从中世纪法团制度的演变来分析，提出近现代职业伦理和政治权利的形成是同根同源的。所以，职业是个体和国家关系的重要中介，既可以实现个人对群体的心理归属和依恋，又可以保护国家政治秩序，滋养社会公德。

医疗作为最古老，也对人类社会最重要的职业之一，自然也要受到具体历史条件的影响，抽象的医学人道主义并不存在，医疗事业也要回答为了谁的问题。正如 1946 年担任总卫生部部长的贺诚所言：“毫无疑问，我们的工作是治伤治病，为全体指战员的身体健康而奋斗。但这不是我们的全部工作和最后目标。伤病员到了我们的医院，如果我们仅仅治好了他们的伤和病，身体健康了，思想滑了坡，出了问题，走出我们医院的战卜还不是一个真正。健康’的战士。我们必须既管治病治伤，又管思想，建立坚强的政治思想工作，使每一个归队的战士思想上和身体上都是健康的。这样，我们才算完成了革命事业赋予我们卫生工作者的光荣。”①。

（三）红医精神强调了医学生艰苦奋斗的职业态度

红医精神展示了守正创新的精神实质。党领导的红色军医，坚持从中国传统医学中寻找医疗资源。毛泽东在《井冈山的斗争》中明确提出“医院放在山上，用中西两法治疗”。对比 1929 年，国民政府中央卫甚至要通过“废止中医”的提案，对待传统医学财富的态度高下立现。

当时选择中医药疗法，也有现实原因。因为敌人的封锁，红军缺医少药的问题非常严重，曾志回忆录提到当时“西药基本没有，主要是中

① 冯彩章，李葆定. 贺诚同志同东北解放战争的卫生工作（上）[J]. 医院管理，1984（8）：47-51.

草药”①。革命军队因陋就简，无论是1927年10月的茅坪医院，还是1928年，井冈山胜利会师之后建立的大井和小井医院，都是采用就地取材的方法，用竹子做简易医疗器械，收集民间中医药方，药品以中药为主，早期红军医院曾经用青苔草治疟疾，老茶叶水消毒，用车前草吸脓，细辛止痛等土办法，使不少伤病员重返战场②，这些医疗方法，体现的是我党和军队艰苦奋斗，自力更生的精神品质。

新时代以来，医疗机构数量和医药资源供给越来越丰富，基本医疗保险覆盖面95%以上，医疗救助托底功能持续增强。医疗事业一片向好的局面下，是否还要艰苦奋斗呢？答案是肯定的，红医精神所展示的艰苦奋斗的职业态度，对当代社会主义医疗事业发展依然具有重要意义。以“抗疫”为例，在2020年最艰苦的阶段，如果没有广大医务人员白衣执甲，攻坚克难，就不会有“抗疫”的伟大胜利。对“00”后大学生开展艰苦奋斗的教育是有难度，因为不少同学会认为现在的生活条件又不差，何必“没苦硬吃”？但实际上，我国目前还是发展中国家，且将长期处于社会主义初级阶段，虽然经济总量可观，但是不均衡不充分发展的问题依然存在，未来的发展任务还很艰巨，艰苦奋斗，自力更生的精神，在新时代更应该焕发光彩。

三、以社会主义文化为底色

医学生职业精神与社会主义核心价值观的关系是特殊与一般的关系，个性和共性的关系。社会主义核心价值观，需要通过各行各业的从业人员的职业精神来体现，医学生的医疗职业精神，必然要融入社会主义核心价值观的教育，这里的“融入”不是简单的理论移植，而是要将社会主义核心价值观转化为医学生的职业精神，并能将这种精神体现在职业

① 曾志．一个革命的幸存者：曾志回忆录［M］．成都：四川人民出版社，2020：72.

② 红军医院旧址．井冈山革命博物馆网，2006－1－17．https://www.jgsgmbwg.com/list/article/1666995661924122662.

实践中。

（一）以社会主义敬业精神引领医学生职业精神教育的价值取向

敬业精神是我国社会主义核心价值观的重要组成部分，也是人类对待生产劳动和人类生存的一种根本价值态度。敬业价值拥有深厚的文化历史积淀，我国传统文化中对“敬”有很多解释：例如“敬天之怒，无敢戏豫”，这里的“敬”代表敬畏；“居处恭，执事敬，与人忠”，这里的敬，指的是做事专一，认真尽责；朱熹在批注《二程粹言》的时候，提出“主一之谓敬，无适之谓一”，意思是做一件事就要将全部精力都集中于这件事情上面，心无旁骛便是敬，这里的敬，又代表着超越时代的一种理念，就是职业承诺。总体来看，在我国传统文化中，敬业包含了三层意思：职业伦理（敬畏）、职业态度（认真负责，勤勉努力）和职业承诺（一心一意）。

以全心全意为人民服务的价值取向指导医学生职业精神的价值取向，是社会主义道德的核心内容。1981 年，上海举行了第一次医学伦理学道德学术讨论会，通过了“救死扶伤，防病治病，实行社会主义人道主义，全心全意为人民服务”的社会主义医学伦理原则。这一原则在订立之初，也承认了一些批评，有人认为在社会主义初级阶段，要求医务人员全心全意为人民服务的要求过高，这可以成为医务人员的最高道德理想，但是还应该制定更低的要求作为医务人员的基本伦理规范。这一观点是对医学本质的误解，医学服务对象是人，具有“人命关天”的特殊地位，所以医疗服务也不能简单地套用市场交易的逻辑，普通商品在市场上自由流通，只要服务热情，交易公道就可以，但是医务人员面对病人，却不能从经济利益出发来决定如何救治。办社会主义医学院，就要将新时代社会主义核心价值融入医学生的培养过程中，帮助医学生接纳这些核心价值和行为规范，树立为人民服务的鲜明奉献意识，为社会主义医疗卫生事业而奋斗。

马克思在《青年在选择职业时的考虑》中提出：“人只有为同时代人的完美、为他们的幸福而工作，自己才能达到完美”，这一观点，被发展为“为人民服务”的观点，职业的最高境界，就是选择最能为人类而工作的职业，这种职业才能从跟不上成就自我，实现自我。健康关乎每个生命个体、家庭甚至整个社会的幸福、和谐，呵护健康、关爱生命、救死扶伤是每个医疗工作者的职业使命和责任担当。全心全意为人民服务的价值取向与医学的“以患者为中心”的价值取向和“有利、公正、自主、不伤害”工作原则是一致的，我国是社会主义国家，各行各业都应该自觉用社会主义敬业精神引领本行业职业精神的构建，对医疗行业来说，就是要坚持用社会主义的核心价值体系来引领医学伦理学学科的发展，“确保为人民健康服务的思想灵魂永驻”①。当代中华民族伟大复兴的“中国梦”的实现，是一个艰苦卓绝的过程，习近平同志多次强调“幸福不会从天而降，梦想不会自动成真”。所以青年人更需要勤奋敬业，拼搏奉献。医学生也不例外，所以在医师职业精神教育中，要强化辛勤劳动，努力拼搏的精神。随着医学的发展和人民生活水平的提升，社会对医学行业提出了更高、更新的要求。医学生职业精神教育也必须与时俱进，满足社会的期待，所以必将在社会主义敬业观的指导下创新发展。

（二）以社会主义集体精神回答医学生职业精神教育的教育目标

“集体主义是社会主义和共产主义道德的基本原则，是调节个人与个人之间、个人与集体之间利益关系的根本准则”②。集体主义，在个人道德层面上表现为克己、利他、奉献精神；在社会层面上，协调的是整体利益与局部利益，长远利于与短期利益，个人利益与集体利益③，强调集体主义，并不是否定个人自由，因为集体主义的最高标准就是一切言论和行动符合人民群众的根本利益，可以说，新时代中国特色社会主义集体主义是个体自由选择、集体选择、社会选择这三者的辩证统一。

---

① 李恩昌，徐玉梅. 社会主义核心价值观与医学伦理学——中国医学伦理学与生命伦理学发展研究之三［J］. 中国医学伦理学，2012，25（3）：289-293.

② 陈万柏. 思想政治教育学原理［M］. 北京：中国人民大学出版社，2013：56.

③ 李彦军. 当代大学生集体主义教育研究［D］. 河北师范大学，2017.

任何一种价值观伴随着一定的经济基础。集体主义在我国的发展，消退以及重提都是伴随着社会经济文化生活模式的变化的。集体主义在我国的第一次蓬勃发展是20世纪50年代，中国人民经历了长久的苦难，怀着对美好生活的憧憬，在共产党的领导下，树立了很多社会主义新的价值观，例如“为人民服务”“无私奉献”“集体利益高于一切”，甘愿为社会主义事业奉献一切，可以说，在当时“一穷二白、百废待兴”的局面下，集体主义精神具有深刻的意义，有利于全国统一思想，统一资源，让我们的社会主义事业顺利完成了“过渡阶段”，为国民经济恢复、发展和新政权的巩固奠定了基础。但是随着50年代后期以及“文革”错误的出现，集体主义发展到了极端，开始向相反的方向转化，集体主义在整个社会主流意识形态也逐渐成为一个尴尬的存在。但是失去了集体主义的青年人也产生了思想问题，80年代到90年代期间，著名的“潘晓来信”和“梅晓来信”就是青年人思想波动的生动案例，当时的青年人依赖集体又破坏集体，觉得当撒旦太卑鄙又觉得当天使太吃亏，他们崇拜科学家，但是最想当企业家，他们表示自我优先，但是也表示要兼顾他人①。随着社会生产力的发展，社会物质极大丰富，社会主义社会的主要矛盾也从物质匮乏变为了人民对美好生活需要和不平衡不充分的发展之间的矛盾，在这样的社会背景下，需要对集体主义进行更深刻的思考。

新时代中国特色社会主义集体主义是个体自由选择、集体选择、社会选择这三者的辩证统一。集体主义和个人权利，在本质上并不冲突，个人只有融入社会，才能发挥自己最大的价值。集体主义与医疗事业具有内部一致性。集体主义提倡的奉献和以人民利益为先的价值取向，与医疗事业以患者利益为重的价值导向吻合。在新时代中国特色社会主义阶段，集体主义也并没有过时，年轻人只有把自己的价值融入集体，才能成就自我，坚持集体主义精神的教育基调，弘扬勇于奉献，先人后己的行为标准，才能在奉献社会的同时，成就自我。

① 纪秋发. 北京市青少年道德状况调查报告［J］. 青年研究，2000（2）.

（三）以社会主义医师精神充实医学生职业精神教育的主要内容

2013年习近平总书记称赞中国援助非洲医疗队不畏艰苦、甘于奉献、救死扶伤、大爱无疆。中国医疗队精神不仅是激励一代又一代医疗队员不懈奋斗的强大精神动力，也是我们民族精神的生动写照”，同年8月16日，总书记提出了“中国医疗队精神”。2016年8月，全国卫生与健康大会中，习近平总书记首次正式提出了“敬佑生命，救死扶伤，甘于奉献，大爱无疆”的崇高职业精神。2018年8月，在我国第一个医师节上，总书记又重申了这十六个字，成为中国医师职业精神的权威表达。建立在社会主义人民立场基础上的职业精神，是对“患者至上”精神的拓展，对医师职业精神的内涵赋予了更加丰富和广阔的内涵，从面对每个患者的“小爱”扩展到情系人民、服务人民、人民至上的“大。

综上，中国医师职业精神受社会主义核心价值观、民族精神以及社会主义道德原则的深刻影响，其主旨内容既彰显了以人民为中心、奉献、奋斗等中国特色社会主义独特价值观，也包含了救助、服务、仁爱等医学职业特质。2021年《中华人民共和国医师法》，以法律的形式，规定了医师应当“持人民至上、生命至上，发扬人道主义精神，弘扬敬佑生命、救死扶伤、甘于奉献、大爱无疆的崇高职业精神，恪守职业道德，遵守执业规范，提高执业水平，履行防病治病、保护人民健康的神圣职责”。这些理论探索和法治建设，有助于充实医学生职业精神教育的内容。

第三节　优化教育内容

从内容维度来看，医师职业精神既包含了医学专业的科学性、技术性，又体现了医疗文化的伦理传统和审美传统，还彰显了医师的人文情怀和道德标准。落实医师职业精神，既要探索医学最好的实践模式，重视专业知识和技术的培训，还要基于社会共识，平衡个体需要、社会需要和职业需要，探索职业行为的标准和规范。所以，针对医学生的职业精神教育在内容上形成了医学伦理教育、思想政治教育、职业指导以及课程思政教育四个部分，如何处理这四个方面的关系，是优化教育内容议题下的核心问题。

一、以思想政治教育为基石

（一）思政教育为什么是医学生职业精神教育的基石

这是因为医学不仅是自然科学，还具有政治属性。德国公共卫生学家魏尔啸（Rudolf Ludwig Karl Virchow）认为“医学是一门社会科学，而政治则是大规模的医学”。1848 年，他远赴西里西亚调查当时大规模暴发的斑疹伤寒的时候，发现这一疾病应归咎于工人恶劣的生活条件，所以解决疾病也不能仅依靠医学，还要解决与之相关的社会问题，如果政府能承担起改善工人居住条件的责任，该传染病就可以有效解决，据此，他提出医生天然是穷人的代言人，因为。在特定的领域，医学可能成为技术权威和法律权威的融合体，直接关于国家政治生活。

如果说魏尔肖的工作论证了社会对医学的影响，福柯则证明了医学对政治的影响，他从医疗技术和国家权力的关系出发，提出“医学能够与国家同心协力的实行一种强制性的、普遍的，而又区别对待的救助政策，那么人们必然会认为它是与国家紧密结合在一起的”①，尤其是在国家遇到重大疫情的时候，国家权力直接接管了医生和卫生防疫部门的权力，这样国家治理变成了生命政治治理。制度化的知识垄断带来的偏差，只能由制度化的教育来纠正，越具有建立在专业知识基础上的职业控制力，越需要有职业精神来约束这种权力。

（二）思政教育如何发指教育基石的作用

“全部人类历史的第一个前提无疑是有生命的个人的存在”。思政教

① 福柯. 临床医学的诞生［M］. 刘北成，译. 南京：译林出版社，2022：22.

育作为基石，其与职业精神教育的关联在于：培养顺应历史发展和职业要求的合格的医务人员。思政教育的基石作用主要体现在对医学生的人生方向，人生态度和人生价值评价的引领。

第一，开展医学特色的理想信念教育，引领医学生人生方向。

习近平总书记曾经提出“理想信念就是共产党人精神上的‘钙’”，理想指的是“共产主义的远大理想”，能否做到全心全意为人民服务就是一个人是否拥有共产主义理想的试金石，信仰指的是对“社会主义共同理想的坚定信仰”，就是要坚定的走中国特色社会主义道路，投身于中华民族伟大复兴的事业中去①。

2020年教育部关于印发《高等学校课程思政建设指导纲要》的通知中明确指出要深化学生的职业理想。医学生作为社会主义事业的践行者和接班人，也要树立坚定的理想信念。在医学生理想信念教育中，首先要体现出新时代中国特色社会主义的本质，将全心全意为人民服务的精神融入医师职业精神教育中去，要让医学生理解为什么从事医疗工作，为了谁而工作。其次，要培养医学生的“四个自信”，坚定他们投身社会主义医疗事业的决心，医学理想信念教育必须融入医学生职业精神教育中。

同时，医学生的理想信念教育要突出医疗特色，要体现出新时代中国特色社会主义的本质，要让医学生理解为什么从事医疗工作，为了谁而工作，还要培养医学生的“四个自信”，坚定他们投身社会主义医疗事业的决心。理想信念要和医学生的职业理想和职业认同教育相结合，才能体现思政教育实效。医师职业精神教育，既有利于在医学生群里中形成与职业相关的“理想的意图”，又可以转化为“理想的力量”，当一个人没有理想，信仰，没有目标的时候，他唯一驱动的就是利益。

第二，加强中国精神教育，培养正确的人生态度。

实现医师职业精神与中国精神的融合，是思政教育的另一项重要任

---

① 刘建军. 习近平理想信念论述的历史梳理与理论阐释［J］. 河海大学学报（哲学社会科学版），2015，17（3）.

务。中国精神的内涵比较宽泛，指的是中华民族历史和现代所形成的价值取向，思维方式，精神风貌的总和。但是在中国共产党人精神谱系的推动下，中国精神具有了丰富且具体的内涵。目前，中国精神在思政教育中被重视的程度不够，可能是因为中国精神内容比较丰富，故事性强，但是上升到理论又比较困难，也可能是中国精神中革命主义理想信念、坚持初心使命的价值取向被分割到了理想信念和社会主义核心价值观的教育主题。

实际上，中国精神中的故事，本身就是医师职业精神珍贵的教育资源。因为医师职业精神教育过程的本质是医学的价值和意义嵌入故事的过程，旨在启发，引导，并引起学生的生命共鸣，从而实现医学精神与医学生个体生命的联结。其次，无论是民族精神的核心爱国主义，时代精神的核心改革创新，还是中国共产党人精神谱系中各个阶段的具体的精神，还是伟大建党精神，都包含了艰苦奋斗，求真务实的人生态度。相比较其他专业，医学专业的学习曲线长，学习难度大，医疗工作又忙碌压力又大，没有良好的人生态度，是无法应对挑战的。在本书绪论部分提到的那位因为加班而辞职的学生，如果能多一点艰苦奋斗的精神和乐观开朗的心态，度过最难的入门阶段，可能就会对医疗工作产生不一样的看法，或许还能成长为一名优秀的医师。因为遭遇了一点困难就退缩，放弃来之不易的工作机会，实在可惜，也凸显了人生态度教育的重要意义。

第三，加强职业价值观教育，树立人生价值评价的正确标准。

"价值"是从人们对待满足他们需要的外界物的关系中产生的，这是价值的种概念，价值的一切其他形式都是这个概念的属概念①。价值不是一种实体范畴，是一种"关系范畴"②，代表的是主客体之间的效用关系。凡是能够用善恶、美丑、得失、荣辱、应当不应当、值得不值得

① 马克思. 评阿·瓦格纳的《政治经济学教科书》[M]//马克思恩格斯全集：第19卷. 北京：人民出版社，1963：406.

② 张澍军. 德育哲学引论 [M]. 北京：中国社会科学出版社，2008：167.

等来概括的现象，都属于价值现象。

人生价值包括社会价值和自我价值两个方面：作为价值的客体，其价值在于满足社会和他人的需要，这种效用关系是人的社会价值。职业价值观，是人生价值在职业这一特定问题上的具体体现，其核心问题是我们应该从职业中获取什么。不可否认，经济属性是职业的基本属性之一，每个人所从事的职业都是他们从社会获取财富的主要途径，医师也不例外。但是有道是"健康所系，性命相托"，患者以健康和生命托付给医务人员，由此形成了与医务人员之间的特殊关系，换句话说，因为这样的特殊信托关系，如果医务人员想要利用患者谋利，患者是毫无招架之力的，所以医务人员必须坚持更高的伦理道德标准，将患者利益置于首位，这是医生的社会价值所在。

当然，医生的合法权益也要保护，这是医生的个人价值。近年来，随着全球公共卫生事件频发，社会开始意识到，医学的"人学"属性是双向的，既有医务工作人员对病人的人文关怀，也有社会对医师合理利益诉求的尊重。2022 年，世界医学会最新修订的《国际医学伦理准则》第 28 条提到"为了提供最高标准的医疗服务，医师必须关注自己的健康、福祉和能力。这包括寻求适当的照护，以确保他们能够进行安全执业"，医师群体得到社会的妥善保护，是医师提供可持续的，高质量的医疗照护的前提，医师的自我保护能力和话语权，也是现代医生的重要特质。综上，对于医学生这样一个特殊群体来说，"以义导利"是个人价值和社会价值的平衡点。

二、以医学人文教育为核心内容

《周易》有云："刚柔交错，天文也；文明以止，人文也。观乎天文，以察时变；观乎人文，以化成天下。"在中华文化中，"人文"很早就与"化成天下"紧密联系在一起，强调用文化塑造人的重要性。人文的内涵非常丰富，与医学人文教育相关的内容包括"济人道"的生命教育，"知善恶"的伦理道德教育和"乐此业"审美旨趣培养三个部分。

（一）开展“济人道”的生命教育

单纯地获取医学人文知识、完成教学课时、修满课程学分并不是医学生职业精神培育的目的，其真正目的在于使医学生在学习过程中，理解医学本质，体会到生命的可贵，形成对生命、健康、疾病和死亡的正确观念。所以医学伦理道德教育的重要任务之一，就是要开展“济人道”的生命教育。生命教育的第一项任务，是要“帮助学生认识生命、珍惜生命、尊重生命、热爱生命”①，构建生命意义感。“天覆地载，万物悉备，莫贵于人”，只有学生接受了生命教育，承认了人的生命神圣、生命质量、生命价值，才有可能发自内心地接受医者仁术的观点。在医学生中广泛开展生命价值教育是践行医师职业精神的前提。只有承认了人的生命神圣、生命质量、生命价值，才有可能发自内心地接受医者仁术的观点，从而成为既有人文精神又有科学精神的医疗人才。

西方医学教育在生命教育方面积累了丰富的经验，生命教育不但包括在课堂教育中，还开发出多种社会实践途径，例如设计观看相关纪录片、阅读书籍、参观死亡博物馆、大体老师致敬仪式、临终关怀志愿服务等活动。我国传统文化中有“贵生”的理念，却忌惮死亡，讨论死亡是不吉利，也不礼貌的事情，所以我国死亡教育的资源就非常缺乏，但是没有死，何来生？所以，要想落实医学生的生命教育，必然要从死亡教育开始，引导医学生思考死亡和生命这两个深刻的命题。当然，医疗的目的不仅有治愈，还有改善。即便是患者明天就会离开人世，今天医生依然在改善；即便不能改善患者症状，也要改善患者疼痛体验。

生命教育的第二项任务，是要培养医学生尊重患者的完整性。福柯认为，在临床医学之前，医生首先向病人询问的问题是“你如何不舒服”，而在临床医学之后，医生的问题变成了“你哪里不舒服”。如何不舒服，是医生向患者发出共享疾病体验的邀约，患者可以自由地描述各

① 鲍中义．现代医学模式下医学生生命教育内容、目标及实施方法探讨［J］．中国医学伦理学，2014，27（6）：805-807.

种疼痛和不适等主观感受。但是“哪里不舒服”的问法，是医学工程主义的特征，患者并不被看作生病的人，而是生病的器官，医生像科学家一样，以精湛的医术和良好的器械为患者诊疗。在这个过程中，医生的工作就是收集数据，分析数据，医生在诊疗中持价值中立的纯科学态度，一切医疗结论以指标数据为准，患者的价值体系并不重要，甚至是医生需要极力摆脱的信息。这种工程模式重事实，轻价值，抹杀了人的完整性，并且将本属于主体的患者，降级为客体。

没有医术治不好病人，但是没有人文会治死病人，现代医学模式下，医生既是自然学家，也是人文学家，要改革“非人化”的医疗模式，将患者看作复杂性和整体性并存的文化性存在。在医学院教育中，要提醒医学生，在未来工作中，不但不应该摆脱患者的文化特征，反而要培养自己的文化差异敏感性，以及在文化差异的环境下开展高质量医疗的能力。当然，这并不是否定医疗数据的重要性，毕竟人的背景信息，本身已经是一种文化表达了，而且通过对医院各项数据的分析，还有利于改善患者就医体验，建立文化友好型的医患关系。

（二）开展“知善恶”的伦理道德教育

伦理与道德意思相近，因为道德的“道”意味着道理和准则，与伦理的“理”的意思相近，所以伦理学被称作道德哲学。但是伦理与道德也有区别，因为伦理的“伦”代表的是群体之中的社会次序，而“德”字，从字的构成来看，是得字加心，侧重于遵循本性，强调个体内心的道德自觉性。伦理侧重调节人伦关系，道德表达个体精神准则。

开展“知善恶”的伦理道德教育，第一项任务就是道德教育，要鼓励每个学生都以最大限度地高扬道德主体性，培养刚健的人格，涵养浩然正气，严格约束自己的行为。同时，要让医学生意识到医疗行业职业道德的本质、自身存在的价值和尊严，能在实践中关心病人的疾苦，把外在的规范要求内化为个体的信念，让医德从他律上升到自律。如果每位从医者都可以保持高尚的道德水准，那么整个医疗行业也可以实现自我反思和自我限制。2021 年颁布的《医师法》代表着我国医疗行为规范从道德自律走向了法治层面，我国医德发展进入了新阶段，但是这并不意味着道德教育的重要性下降。法治和道德并不是此消彼长的关系，在法治社会中，道德依然发挥重要作用，有了道德调节，可以增加医患双方的守法自觉，降低司法成本，所以可以说，有了法律，才更需要强调道德的重要意义。

开展“知善恶”的伦理道德教育的第二项任务是开展伦理决策教育。伦理道德作为行为规范，旨在协调人和自我，任何他人以及人和社会的关系。从实践来看，医学生遇到最大的挑战并不是如何遵守已有的伦理道德，而是在落入道德两难的时候，怎么做才更“好”，更“善”的问题。例如，诚实是每一个公民的基本道德规范，但是医生却要在必要的时候向重病患者隐瞒病情，医师可能长期处于“两难”甚至“多难”的局面。如何应对这样的局面？如果面对自己选择之后产生的后果？这是每个医学生都需要学习和思考的问题。如果说“知善恶”的伦理道德教育的第一项任务是在向学生传输“什么是好的善的”，那么第二项任务就在告诉学生“如何去选择更好的，更善的”。

医疗实践就是在“不平衡的状态下努力保持平衡的过程”①，医学发展到今天，一名优秀的医生的责任已经不仅仅局限于对病人负责，还需要对社会公益负责，对医院权益负责，所以，在价值冲突中进行选择，是每个医生都要面对的问题。无论在国外文献还是国内访谈中，医生所面临的利益冲突和道德困境，都是工作实践中的难题。所以，在进行医学生职业精神培养的时候，必须要注重对医学生批判思维的培养，只有学生具有了完备的逻辑思考能力和批判能力，才能保持自己独立的思想和个性，不因为社会的一些混乱现象而迷茫，不因为某些传媒的不实报道而人云亦云，也不因为暂时的困难和挑战而退缩。

（三）开展“乐此业”审美旨趣培养

“美”的意义是什么？一件漂亮衣服和一件丑衣服，会在蔽体和御

① Inui T S, Whitcomb M E. A Flag in the Wind: Educating for Professionalism in Medicine [J]. 2003.

寒方面有任何区别吗？并不会，可见“美”并不能给人或者社会带来任何实际的收益。但是我们看到美的事物，还是能得到愉快，这就是审美的意义。美的意义并不在于实际的功效，而在于纯粹的精神享受。

医师职业精神的发展，可以分为专业，敬业和乐业三个层次。前两个层次以医师不断提升对职业的理性认知，在社会契约论和义务论的指引下，反思并规范自身行为为主要特征。乐业，则强调了个体是否能从职业中获得热情、希望、成就和满足。跳出收益和责任的束缚，“我”是否还能从我所从事的医疗工作中获得精神的享受？这种精神享受，称为“乐业”。

《论语·雍也》讲道：“知之者不如好之者，好之者不如乐之者。”看来孔子已经发现了，能享受到学习的乐趣，才是最高境界的学习。泰州学派创始人王艮更是将学习与乐趣归一化，认为“乐是乐此学，学是学此乐。不乐不是学，不学不是乐。”真正的乐，并不是感官纵欲之乐，而是通过学习，发现自己的本体之乐。真正的乐业，也不是在筹划谋算之后心愿达成的功利之乐，而是在持续学习，宁静致远的境界中，将自己人的本质与医疗事业紧密结合在一起的乐业。医师职业精神之美，也就体现在追求个性，崇尚个人荣誉，强调个人生命之美上。相比较专业和敬业，乐业教育才是医师职业精神教育之价值旨归。

厘清了“乐业”的理论，也就明确了如何开展“乐此业”的教育。首先，要有历史的视角，将医学作为一种统一的整体现象呈现给学生，帮助学生清晰掌握了医学的起源、发展以及未来；其次，要有社会的视角，要帮助学生了解医学与社会经济、政治、教育，甚至战争等因素的互动关系，学生才能掌握医学与伦理的关系，才可能更深刻地理解医学以患者为中心的价值取向；最后，要有文化的视角，既要引导学生理解不同文化背景下对疾病的解释的差异，又要在哲学、逻辑学和美学理论的指引下，帮助学生树立正确的健康观、疾病观、医学诊疗观和预防观，增进生命的活力和美感。

另外，要着重培养医学生对医疗事业的使命感。未来每个优秀医生都可能是“五星医生”，需要承担服务，决策，信息交流，社区领导，卫生事务管理者等多重职能。五星医生的时代课题，首先要求医学生要勇于担当这样的历史使命，把个人职业发展与构建人类卫生健康共同体的远大理想相结合。其次要求医学生努力提升医疗技术，能担当使命。还要善于担当，例如患者最经常问的预后问题——“这个能长好吗”？医生采用自保型的话术回答无可厚非，但是如果坚定的回答“能”，病人就会放心很多。或许最后预后并不好，可是难道病人会因为医生说话严谨而不找“麻烦”？绝大部分患者都是理性的，并不会要求医生像上帝一样解决所有问题，但是患者的健康问题还能找谁解决呢？善于建设良好医患关系，敢于给患者确定的答案，这就是医生的“善担当”。

同时要提升医学生综合能力。综合能力的培养既包括逻辑学、心理素质和沟通能力、法律知识，以及外语和计算机等方面的知识的传授，也包括持续不断的学习、高超的审美、创造性思维、良好的团队协作以及资源整合能力等。上述知识和能力，虽然看上去与治病救人没有直接关系，但是这些知识奠定了个体思维方式和思维力度，对医学生走上工作岗位之后，理解和预测患者的求医、遵医行为均有帮助。毕竟，只有能胜任工作的人，才有条件感受到职业带来的快乐。

三、以职业规划教育为重要支持

2007 年，教育部颁发了《大学生职业发展与就业指导课程教学要求》的文件，文件明确提出：“职业发展与就业指导课程既有知识的传授，也有技能的培养，还有态度、观念的转变，是集理论课、实务课和经验课于一体的综合课程。”所以，职业指导课程也应该成为职业精神教育的重要课堂。目前，各医学院校都设立了职业指导课。但是，在强大的就业压力面前，各高校基本都是从最“实战”简历写作开始教，一段时间后，发现光教写简历的技巧，没有生涯规划，简历上没东西好写，技巧就变成了“屠龙之技”，于是开始补充职业生涯规划的相关内容，一段时间后，又发现就算规划得再好，如果学生不认同自己的专业和职业，规划就成了空话，所以教育还要从端正学生心态，培养正确的职业观开始。可以说，目前职业规划教育是一个从实践到理论的过程，是就业需求“倒逼”职业指导教育的结果。所以，目前职业指导课程，在前瞻性和系统性方面还有所缺陷，医学院校要紧密结合医学本质要求和医疗行业的现实情况，从教学理论、教学内容和教学方法着手创新，加强职业规划课程在培养医师职业精神中的作用，将教高厅〔2007〕7号文件落到实处。

（一）要进行职业规划教育的理论创新

从1908年帕森斯成立职业咨所开始，西方职业规划的理论和实践发展历程可以分为“人职匹配”阶段、生涯规划阶段和工作适应阶段，每个阶段都有代表性的理论，包括帕森斯的人职匹配理论，舒伯的生涯彩虹理论以及职业角色理论、职业信息加工理论等，这些理论构成了目前医学高校职业规划教育的基础理论。但是这些来自西方的职业规划理论大多套用西方心理学理论，理论范式偏向微观和个体主义文化，但是在价值引导方面却较少探索，与我国社会主义核心价值观有所脱离。失去价值叙事的职业规划教育，会埋下深刻的理论冲突：一方面强调对个体人格特质和职业兴趣的探索，另一方面从社会需求的视角出发，教育学生要“人岗匹配”，让“人”按照社会和需求去匹配“职”，如果个人爱好和社会需求发生了冲突应该怎么办呢？就会导致两个后果：第一，学生坚持自我兴趣，遇不到合适的职位坚决不就业，慢就业的问题由此凸显，一方面大学生就业难，另一方面基层岗位，边远地区岗位没人去；第二，学生放弃了自我探索，按照社会要求随波逐流，失去了青年人的责任和活力。所以，职业规划教育理论创新的第一个思路，就要在历史唯物主义的指导下，实现社会主义核心价值观与职业价值观的融合。有了价值观的引领，在平衡社会需求和个体自我实现方面就有了理论支持。

职业规划教育理论创新的第二个思路是：医学院校的职业指导课的理论与其他高校的理论应该有所不同，因为医学专业的独特性，对医学生进行职业规划指导，应该先从价值性、专业性、文化性等各个角度出发，帮助学生建立系统的，理性的职业观，学生先有了稳定的职业价值内核，才能进行合理的规划，这也是职业精神教育与职业规划教育的结合点。

（二）要进行职业规划教育的内容创新

职业规划教育内容创新的第一个思路是：将医师职业精神中关于医生职业形象和责任的部分，融入医学生职业生涯构建中。萨维克斯（Savickas）认为“生涯建构过程本质上是在工作角色中发展和运用职业自我概念的过程”①。这里的“角色”，是用来指代个体的社会身份和地位，是个体与他人互相作用的一种特殊的行为方式。医生的职业角色分为应然角色和实然角色，医师的应然角色来自医学哲学中关于医学本质的思考，其实然角色的则来自社会对医师的期望和约束。医学生的职业规划教育，要想讲清楚生涯构建问题，就要结合医师职业精神的理论研究成果。当然，如果职业规划教育把生涯构建问题讲清楚了，医学生的职业精神水平自然也能有所提升。

职业规划教育内容创新的第二个思路是：帮助医学生了解到职业全景图，跨越眼前压力大，过程艰苦，学制偏长的困难，树立学医的信心和意义感。职业规划教育起点在学校，终点在社会，最终目的是要培养学生迎接社会环境的挑战，与社会条件良性互动的能力。所以教育要立足于实践需要，要将职业规划理论与医学生未来要面对的实际职业全景相结合，不仅规划短期的择业目标，还要结合社会需求和行业特色规划长期的职业发展目标；不仅规划职业技术发展路线，还要规划职业思想和价值的发展路线；不仅规划自我价值的实现路径，还要规划社会价值的实现路径。

---

① M. L. Savickas. Career construction: A developmental theory of vocational behavior [A]. D. Brown & Associate (Eds.). Career choice and development [C]. San Francisco, CA: Jossey-Bass, 2002: 155.

（三）要进行职业生涯规划教育的方法创新

职业规划类教育与专业教学不同，它不是以知识的传授为目标的，而是要以知识和信息为载体，激发学生的职业能力、思想和情感和价值观。在教育方法上，不能仅仅拘泥于课堂授课，翻转课堂，主题活动，互联网，新媒体，学生社团，社会实践，志愿服务，科创项目等各种形式，都可以成为职业规划教育的新方法。教育工具箱里方法越多，越要注意，要围绕教育目标，有的放矢：例如想培养学生团队合作精神，就带他们做团队素质拓展：要让学生了解创业知识，就组织“天使投资”答辩会；要让学生了解医学职业的本质，就邀请医疗行业从业人员进行讲座和交流。

其次，要深入挖掘传媒资源。目前有大量诸如《心术》《人间世》《生门》等反映医疗工作的影视作品。在课堂上，也可以截取一些精彩片段播放给学生，比教师在课堂上“满堂灌”更能激发学生的兴趣。另外，社会上关于医学和医生的争议言论、反响较大的医患矛盾案例，都可能会给医学生群体带来心理波动，如果职业规划课可以引入这些案例，引导学生把情绪释放途径从社交媒体转移到课堂，并进行深入分析和探讨，会收到更好的教育效果。

随着我国医学高等教育改革的不断深入，医生角色、医疗形式、发生了巨大变化，医学生的职业规划教育应该紧密联系社会实际，从培养学生能力、思维、意志、情感和价值观入手，通过提升医学生的职业精神，实现从根本上提升医学生的职业实力的目的，这应该成为医学院校职业规划课程改革的基本逻辑。

第四节　加强教育保障

先进的教育模式，丰富的教育资源，完整的教育内容，既需要教育平台来承载，也需要教师队伍来落实，还需要良好的社会环境来保障教育效果。

一、推动师资队伍建设

构建一支优秀的师资队伍，是教育质量的根本保证。目前有可能承担职业精神教育的老师包括专业课教师、医学伦理，医学心理学课程教师以及辅导员班主任队伍，这是一支庞大的队伍，如何用好这支队伍？师资建设未必是招聘新人，而是要加强现有师资队伍的培养和管理。

（一）革新教师的知识体系

2014 年，总书记在北京师范大学座谈会上谈道："过去讲，要给学生一碗水，教师要有一桶水，现在看，这个要求已经不够了，应该是要有一潭水。"① 一桶水尚可在单学科知识体系内增加深度和广度，"一潭水"则需要在多学科之间交叉和融合了。

在医师职业精神教育中，专业课，医学人文类课以及思政教育三支工作队伍缺乏合力的深层原因，就在于师资队伍内部专业背景划分过于清晰，却有意无意地忽视了其他相关领域的知识和技能。所以，要改善高校教师的知识结构，一名合格的医学院校教师，不仅需要有扎实的专业技能，还需要理解思政教育，医学人文与医学专业学习这三者之间的关系，既要不断提升自己的专业水平，还要有使命担当和人文情怀。教师自己也要梳理正确的理想信念，他们不仅需要向学生传输知识，还要贯彻党的方阵、路线和政策，紧密联系社会实际，引导学生对现存的问题进行正确的认识和分析。教师的是不可能做到完全价值中立的，因为价值观就像空气一样，无所不在无时不有，教师的价值观会通过他们的生活选择，日常行为及讲课内容传递给学生。所以，革新教师的知识体系，不仅体现在专业知识和水平上，教师也必须在思想和政治方面不断

① 《习近平总书记教育重要论述讲义》编写组．习近平总书记教育重要论述讲义［M］．北京：高等教育出版社，2020：213.

追求进步，将主流意识形态纳入自己的知识体系中去。

（二）提高教师的道德水准

根据2018年教育部发布的《高校教师职业行为十项准则》，一名合格的教师，不但要能教书，更要育人，要坚定政治方向，自觉爱国守法；还要坚持公平，诚信，廉洁，自律，无私奉献的道德水准，同时要关心爱护学生，要注意自己的言行雅正；这些是对教师的道德要求。教师的道德水准，体现的是人格的魅力。“具有教育效果的不是教育意图，而是师生间的接触”①。教师在教育过程中，并非仅仅依靠知识的灌输，还要用自己的人格魅力、扎实的理论功底、丰富的社会经验和阅历来感染学生。本研究调研了来自大一、大二和大三的150名某医学教学改革班级的学生（入学就会配备导师是这个实验班最大的特点），65%的学生偏好学术和思想的综合性的导师，30%的同学偏好纯学术型的导师，只有极少同学选择了纯思想指导性导师，但是88%的同学都需要导师在道德、思政方面做出引导，另外50%的学生认为导师的人格魅力是其发挥教育功能的最关键要素。从学生需求来看，导师不仅需要有专业知识、实践经验，还要有一定的人格魅力和师德素养。

（三）加强人文考核制度建设

对于任何一所医学院，人文精神都是“软实力”。为了保证职业精神的教育水平，促进教师知识体系融合，需要在考核中加入“人文教师”考核内容。人文教师至少应该有三条标准：第一，要有人文精神和情怀，要把人文精神看作医学生培养的一个重要组成部分，而不是附属品。第二，要有开展人文精神教育的知识储备和能力。第三，能够以身作则，以人文的态度对待学生。

目前人文教师的考核缺乏明确、公正、可操作的评价和考核标准，

---

① 布贝尔．品格教育［M］//华东师范大学教育系，杭州大学教育系．现代西方资产阶级思想流派论著选．北京：人民教育出版社，1980：303.

应该将教师人文素养的培训计划、内容，以及成效等和其他教学和科研指标一样纳入年终考核，进一步建立良好的人文素养评价制度、奖惩制度和监督制度，以调动高校教师践行人文精神的积极性。同时，要在职称评定、工作量核定、福利津贴等一系列制度建设上下功夫。例如，在职称评审上，要将医学人文和思政教育计入工作量，避免勇于承担，善于承担这两类教学的教师反而发展空间不足；另外，职业精神教育属于思想工作，思想工作的工作量很难有定量方式来核定，因为他们可能要花大量的时间对学生进行一对一辅导，还要带领学生在实践中达到教育目的，而这些工作很难精确测量，如果套用专业教师工作量核定的方法，显然是不合理的，也会打击教师的积极性。另外，福利津贴代表着学校对思想教育类教师队伍的认可和肯定，虽然不是核心制度，但是确实聚人心，凝人气的手段，且容易落实。

当然，人文考核制度不是只考老师的，也要将学校的人文管理工作纳入考核范围，从管理的角度出发，倡导尊重教师工作价值，激发教师工作潜能的管理氛围。只有从上到下，齐心协力，才能打造良好的人文教育环境。

二、重视教学平台建设

（一）落实教材建设

“教材是课程的载体，高质量的教材是教学质量的保证，每一门课程的教材建设都是教学工作的中心和关键”①。党的二十大报告中明确提出要“加强教材建设和管理”，教材体现的是国家事权，要围绕“立德树人”的根本任务来设计教学目标，教学内容和教学环节。

在教材目标上，合格的教材要充分体现“天下为公、民为邦本、为政以德、革故鼎新、任人唯贤、天人合一、自强不息、厚德载物、讲信

① 胡定荣. 教材分析：要素、关系和组织原理［J］. 课程·教材·教法，2013，33（2）：17-22.

修睦、亲仁善邻”的文化价值。这些价值既体现了中华优秀传统文化，又与科学社会主义价值观高度契合。医学生职业精神教育的目的是引导学生确立全心全意为患者服务的基本职业价值导向，就要探讨如何把社会主义核心价值观融入医学生职业精神中，将社会目标和个人发展目标相融合。

在教育内容上，既要做好医学生的使命担当教育，也要教会学生在现代社会秩序下行医，更要将医学置身于历史、社会、经济和文化背景下，让学生对社会主义医学职业伦理道德的要求有深刻体悟，最终做到价值体系中的义利平衡、医患关系中的权威和尊重平衡，以及医院利益和患者利益相平衡。

在编写体例上，教材需要贴近学生思想发展实际，强调学生在学习中的主观能动性，所以，教材编写不宜过于严肃，可以多设计一些诸如“写给学生的话”“引导案例”“正文内容”“扩展资料阅读”“思考题”“教学案例”和“实践探索”等环节，既要保证教材的理论性、专业性、科学性和严谨性，也要引导学生广泛阅读、思考和实践。案例可以有意选择古今中外名医职业精神的代表性故事，供学生进行扩展阅读。值得一提的是，我国医师职业精神的研究晚于西方，所以在初期大量借鉴了美国的研究成果，在教材编写中有意无意地会更多应用西方医学伦理案例，甚至西方的文字表达习惯。在习近平文化思想的指引下，我国的职业精神教材更要注意总结我国优秀教育传统和新中国以来教育经验，教材语言也要符合中文的表达方式。

当然，医师职业精神是个宏大的主题，仅有一本教材难以满足教师教学和学生学习的双重需要，所以除了教材建设，还要发挥大学图书馆以及多媒体资料的作用。医学院校的图书馆，要调整馆藏资源结构，补充医学人文、医学伦理、医师职业精神、医学职业规划、医学发展史、以及心理学、社会学、经济学等相关书籍。同时，要开展相关的医学人文导读、医学人文竞赛等活动，通过导读、阅读栏、新书推介等方法，营造医学人文氛围，开拓学生思维和视野。

（二）加强网络教育

2023年中共中央、国务院印发《数字中国建设整体布局规划》，明确了建设数字中国的战略。在这个数字时代，经济发展模式，社会生活方式以及人的思维模式都会随之改变。相应地，教育的数字化转型也是中国乃至世界教育改革的载体和方向，当代青年不但受到数字中国战略时代背景的影响，而且也在积极参与进数字生活之中，所以高等教育也要实施“数字化战略行动”①。有了网络和大数据加持，有利于扩展了教学空间，让教学与学生的生活情境结合更加紧密，同时教师可以在网上搜索丰富且具有时效性的教学内容，也可以构建线上线下相结合的教学关系，全过程、多维度地开展互动型教学更有利于提升职业精神教育的实效。

与此同时，数字化教育也给职业精神教育带来挑战：首先，网络媒体和大数据推送，已经成为一股重要的公共力量，加速医患矛盾的传播。医患矛盾的燃点低，传播快，影响大，相关话题也成为媒体追捧的对象，但是大众传媒未必能全面、准确地对医疗问题进行报导，容易出现误解和歪曲，著名的“茶水发炎”“少肾”，以及“十万元为什么败给了八毛钱”② 等事件中，网民众说纷纭，涉事医生，患者，甚至患者家属，患者单位都被人肉搜索，各方面都受到很大伤害。一般而言，患方作为“弱者”，更容易得到舆论的支持，所以如果出现医患纠纷，患者家属把事情传播到微博、微信等社交媒体上，涉事医生就会受到较大的冲击，这种失衡的舆论，会进一步加深公众对医方的误解，使紧张的医患关系更趋恶化，也让医生忙于自保，无法全身心地进行诊疗。所以，网络对

---

① 教育部2022年工作要点［EB/OL］. 中华人民共和国教育部网，2022-02-08. http://www.moe.gov.cn/jyb_xwfb/gzdt_gzdt/202202/t20220208_597666.html.

② 2011年深圳儿童医院将一名刚出生的小孩子诊断巨结肠需要花费10万元手术费，到了广州儿童医院8毛钱的药品有所缓解，全国各界媒体均以这一题目发表文章置疑深圳儿童医院的诊断，但是实际上这名婴儿随后又因为同一问题继续住院，所谓8毛钱并未治好病。

医学生的医学职业的信念、职业情感和职业承诺都有深远的影响。所以，要对网络教育有足够重视，既要时刻关注网络的热点问题，警惕网络上的错误言论，又要善于利用网络，例如使用官微、网络群建设等方法，主动回应社会热点问题，占领教育制高点，让医师职业精神教育保持与学生的“零距离”。

其次，在线医疗给医师职业精神教育带来新的挑战。在线医疗在平衡社会医疗资源，降低就医成本方面的优势，使其成为未来医疗服务发展的一个重要方向、据统计，目前全国7700多家公立医院可以提供互联网医疗服务，在线医疗用户规模近3亿①。同时，在线医疗也带来新的问题：应该如何以职业精神引领网络医患关系的构建？医生在网络医疗中应该遵循什么样的伦理规范？应该如何加强对网络医疗行为的监督？以网络问诊为例，这一医疗行为涉及社交媒体上的互动、电子病历的处理、远程医疗服务供给等问题，医务人员不但需要在数字环境中维护患者隐私，而且需要确保数字医疗信息的准确无误，还要关注到患者隐护的问题。

随着数字中国时代的到来，网络教育在医学生职业精神教育中将处于越来越重要的地位。高校在开展网络和大数据教育的时候，要坚持工具理性和价值理性相统一的原则。既要善于利用高新技术，发挥网络的工具作用，也要对网络行为进行伦理约束，实现职业精神教育的“精”与“准”的统一。

（三）提升带教质量

临床实习是医学生职业精神发展的最重要的时期。但是临床教学医院与大学教育之间的关系处于“微妙的平衡”状态：在大学附属医院，大学的管理力度比较强，教学氛围就好，医生的带教意识也比较浓，医学生培养质量高；但是在大学控制里比较弱的教学医院，教学管理的要求就会降低，带教质量也就无法保证。

---

① 申少铁. 充分激发数字医疗的优势［N］. 人民日报，2022-03-29（5）.

临床实习，是医学生从学校到社会，从理论到实践，从医学生到医生的桥梁。在这一阶段中，会遇到许多两难的处境，原有观念与社会现实碰撞会让学生迷茫，困惑，失去意义感，所以加强临床带教管理的重点在带教教师的管理。好的带教教师，不仅要有过硬的临床技能，还必须为人师表，善于维护医患关系，避免在学生面前说一些不该说的话，带教老师的个人魅力、生活习惯也会对学生产生潜移默化的影响。在个体访谈中，有一名受访者提出：我有一位崇拜的医生，她不是名老中医，但有自己的想法，她孤身一人，没有派系庇护，但坚持自己的原则，临床与教学一丝不苟。重要的是，她的生活精致有条理，该让自己放松时，便找出时间旅行，到工作时，努力工作（18-2-1）。可见，带教老师在方方面面都引导着学生，他们不仅要传授临床经验，还要正确引导学生负面情绪，更要以身作则，分享自己在工作中遇到的挫折、教训和好的经验，可谓责任重大，所以临床医学院在对医学生职业技能培训的同时，必须要加强医师职业精神的带教。教学医院应该更加重视临床教学管理工作，在带教老师的工作量计算，职称评审以及绩效奖金发放等方面有所倾斜，鼓励更多优秀的医生参与到带教事业中来。

三、改善社会医疗环境

“无论哪一代人，哪一个人，都生活在某个社会当中；他活出了一场人生，而这场人生又是在某个历史序列中演绎出来的”①，所以个体既是现实的社会存在，也是历史的社会存在，个人的发展受特定社会历史条件的制约并体现着社会历史的发展程度。医学生职业精神的培养也不例外，受到社会、文化、管理、法制等宏观环境的的综合影响，要促进医师职业精神的发展，要进一步完善医学生终身教育体系，合理设计医护人员职业发展路径和薪酬待遇，实行医疗分级，减轻医生负担；要加强法制建设，明确并维护医患双方的权利和义务，全面的、具体的，科

① 米尔斯．社会学的想象力［M］．李康，译．北京：北京师范大学出版社，2021：5.

学的，适用的法律是医师职业精神发展的重要保障，对于医生的权利和义务要有明确的规定，对于大众传媒和舆论哗众取宠的不实报道应该追究相应责任；故意冲击医疗机关，干扰正常医疗秩序，暴力伤医的行为应该进行严厉处罚；医生的人身安全、休假权应该得到保障，另外也要营造全社会合理，营造良好医患文化环境，增强医患双方互信和理解。

同时，医学生职业精神的发展还受到医院微观环境的影响。在整个医学生教育培养体系中，临床教育质量是关键，可以说医学生的培养质量直接取决于临床医院的教育质量。实践证明，如果大学对附属医院的管理力度比较大，教学氛围就好，医生的带教意识也比较浓，医学生的培养质量就会比较高；在大学控制力比较弱的附属医院，教学管理的要求就会降低，带教质量也就无法保证。

站在附属医院的角度，他们既要向社会提供优质的医疗服务，又要承担医学教学和医学科研的任务，任务多元且繁杂，从医院自身利益出发，必然会将医疗服务排在首位，所以在大学居于立于首位的教育教学任务，在医院则并非是首要任务，医院不会将优质资源向教学倾斜；另外，从经费来源俩看，医院的经费主要来自提供医疗服务所收取的费用和各级地方政府拨款，且不说是和大学关系较为疏远的附属医院和教学医院，就算是大学直属的临床医院，从大学获得的拨款也不会很多，因此临床医院和大学的关系处于“微妙的平衡”状态，在工作目标、价值取向、利益诉求上与学校教育目标还是有所区别的，相应地，大学对临床医学院的管理也是相对松散的，这些因素①，都会影响了医学生职业精神的发展。

“教育使人认知德行”，医学教育不仅要培养医学生的专业技能，更要让医学生真正自发地关注人的生命神圣、生命质量、生命价值和人类未来的健康幸福，关注人类身心健康和自然、社会与人之间的和谐互动及可持续发展，并最终成为兼具医学人文精神和医学科学精神，以及一

① 柯杨．从医学教育融入综合大学看高校管理模式改革［J］．国家教育行政学院学报，2016（6）：9-14.

定实践能力的医学人才，才更加符合医学的本质

提升医学生的职业精神教育实效，既要弘扬传统，又要努力创新，要将思想道德修养、人文素质教育和医学专业教育有机结合。在教育内容上，医师职业精神培养，是专业知识和技能培养、医学人文素养教育、医学生思想政治教育，心理健康教育以及医学生职业生涯发展规划等多门课程的融合；在具体教育过程中，是第一课堂、第二课堂、临床实践以及文化环境等的教学路径的融合，有目的地突出中医专业教育与人文素质教育并重的理念，从而全面提升学生的从业素养。

结 论

加强医学生职业精神教育，是提升医学院校思政教育实效，培育德才兼备的新时代中国特色社会主义医疗事业接班人的内在要求，也是适应世界医疗模式的转化和我国医疗体制改革的题中之义。“什么是医师职业精神教育”，“我国医学生职业精神教育的现状和问题”，以及“应该如何提升医学生职业精神教育实效”是本书的三个基本问题。

一、本研究创新点

第一，医学生职业精神教育研究是应用思政教育研究的有力补充。高校思政教育学科自创立以来，经历了从社会学范式（从社会结构角度研究人的思想发展，强调社会需要和人的工具价值）到人学范式（以马克思主义人学理论为指导，强调人的个体价值和目的价值）① 的转换。在人学范式引导下，有学者提出了应用思想政治教育的新概念，认为“理论思想政治教育未充分考虑其具体应用；应用研究以具体实践为基础，直接体现着人的需求”②。综上，应用思想政治教育应该是着眼于具体现实问题和特殊社会群体，着眼于可以“被观察的小问题、具体问题、特殊群体问题”，强调的是思想政治教育过程的实效、研究对象的阶段性发展。

---

① 张耀灿．推进思想政治教育研究范式的人学转换［J］．思想教育研究，2010（7）：3-6.

② 高德胜，王瑶，张耀灿．思想政治教育学的当代转向——应用思想政治教育的内涵与特征［J］．思想教育研究，2018（5）.

应用思政教育研究是一门全新的学科，积累不足，但是却立足于服务社会具体问题，在提升思政教育针对性和实效性方面具有重要意义。医学生的思想政治教育必然要以中国特色社会主义为时代背景，以医学为学科背景，以医疗实践为实践背景，本研究对医学生职业精神教育的探索，既是为了应对我国医疗体制改革的内在诉求，也是为了符合医学生学业背景，提升医学院校思想政治教育工作实效。

基于医学的独特的魅力和特点，以及现有医疗体制改革的内在诉求，将医学生看作一个特殊的学生群体进行研究。在教育内容方面，本研究针对目前教育协同性，教思政公共课、医学伦理、职业指导课、临床桥梁课等各门课程之间却缺乏统一的逻辑和理论基础，各自为政的问题，提出医学生职业精神教育要坚持方向性、针对性和亲和力，将爱党爱国和医德医风教育相结合，既要按照新时代中国特色社会主义核心价值观的要求，培养德才兼备，全面发展的社会主义建设者和接班人，又要围绕医学院校专业特点，培养具有“大医精诚”精神的医疗专业人才，在具体教育内容上，要以完整的医学人文教育为主线，系统的职业规划教育为抓手。至于“如何开展这种教育”，针对目前教育路径简单化的问题，本研究提出了“全员教育，全方位教育，全过程教育”的基本思路。提出要动员社会各界力量，进行全员育人；要打造校园文化、导学文化、医院文化和实践文化等四种文化，进行全方位育人；并根据学生的思维发展阶段特点，开展全过程的教育，将感性教育、理性教育和“同一性”教育结合起来。

第二，本研究实现了医师职业精神的理论创新。目前关于医师职业精神的研究主要借鉴的是西方的研究框架和方法，并将其直接将移植到了中国的文化情境中之中。本研究坚守中国特色社会主义的底色，探索了中医药文化，红医精神，社会主义文化对中国特色医师职业精神的支撑，这是我国医师职业精神的独特维度。

第三，本研究尝试了定性与定量相结合的研究方法，实现了研究方法的创新。以往医学生职业精神教育研究多采用经验描述和概括，着眼于理论论证和宏观机制的研究。诚然，思想的形成和构建是一个动态的过程，无法用数据进行静态的衡量，而且医师职业精神是医学生在真实场域中的角色感知和体验，这个过程必然具有个体能动性，每个人的过程可能并不完全一致，但是所有人的过程集合在一起必然也会有某种趋同性，从这个角度来看，医学生职业精神教育研究必然既需要定性分析，又需要定量研究。本研究利用个体深度访谈的方法做定性研究，又结合理论研究和个体访谈的结论，编制问卷，进行大样本数据调研和分析工作，在研究方法上做到了动静结合，定性和定量结合。

基于数据，本研究提出当代医学生职业精神包括职业价值取向、职业信心、职业承诺、职业情感和职业信心，医师职业精神教育的三个基本路径是医疗实践教育、课堂教育和思政及职业规划教育，从而形成了本研究的实证研究基本框架。本研究也再次证明：人的思想和精神的形成和发展，是在外部环境影响和社会实践基础上，主体内在的思想矛盾运动转化的过程。医学生职业精神的形成和发展也不例外，学生个体的自然背景因素、家庭经济因素和学医动机是医学生职业精神发展的内部驱动力；社会思潮、医疗政策和医患关系，医学高等教育是外在驱动力。因为有数据支撑，在研究的科学性和说服力上实现了一定的突破。

二、本研究的不足之处

第一，没有在更宏观视野下的探索医学生职业精神教育问题。医师职业精神教育，受到社会价值导向、医患关系、医疗体制管理、法制等方面因素的综合影响，可能教师在讲台上磨破了嘴皮子，不如学生在网络上看到一则负面新闻的影响大；另外，再好的教育也需要有出口，医学教育的出口就是学生的求职和就业，如果社会对医师职业精神的重视不足，行业对医师职业精神的回报不足，学生就失去了提升职业精神的动力，这是很现实的问题。但是限于文章篇幅和研究者的学术、工作背景以及能力，本研究仅仅从高校教育的角度探索了提升医学生职业精神教育的策略，相当于把“教育”割裂成一个单独的变量进行研究，没有从更宏观的层次探讨社会与教育的互动关系，影响了本研究的深度。

第二，没有在更系统的视野下探索医学生职业精神教育问题。限于研究背景和研究精力，本研究将研究关注点定位为医学生，但实际上一名医生的职业精神的发展，是一个复杂的过程，医学生阶段只是其中一个阶段，新步入职场的年轻医生，承受生活重担的中年医生，遭遇患者投诉，或者遇到第一例死亡病人，这都是医生受到挑战，重新决策的过程，这一过程必然伴随着医师职业精神的变化。在欧洲和美国，实习医生的职业精神是一个研究热点。但是我国医疗管理和医生培养体制与欧美差异较大，实习医生已经算是医院的正式员工，所以高等教育领域的研究中对这一部分人关注不足，本研究也未对这一人群进行探讨，更细致的探索中国实习医生的职业精神，是本课题的延伸。

第三，没有更深入地探索医学生职业精神教育问题。本研究虽然提供了医学生职业精神教育的一般性框架，但是在一些相关问题的研究上还不够深入。例如在师资队伍建设方面的的研究就很不足够。师资水平直接影响着教育质量，尤其是医师职业精神这种思想教育，教师的言传身教，潜移默化更为重要，但是本研究目前关于医师职业精神教育的师资队伍建设的研究比较笼统，只是分析了现有的专业课教师、医学伦理，医学心理学课程教师以及辅导员班主任这三支队伍的局限，要提升医学生职业精神教育的实效，还要考虑到如何建设师资队伍。

当然，师资队伍建设是一个敏感的问题，有的学者提出要构建专门的职业精神教育的教师队伍，囿于高校的编制控制和客观现实，额外招聘教师在现实中几乎无法操作；那么动用现有的教师力量呢？从理论上看，学生的思想教育并不是学工队伍的独家使命，立德树人是全体高校教师的共同职责，所以所有的教师都要参与其中，要形成全员育人，全过程育人，全方位育人的格局，这就意味着医学院校所有教师都要承担起职业精神培育职责，可是在具体落实中，也是困难重重，因为如果职业精神培育师资队伍都是“兼职”，在精力投入、教育质量方面无法保证，如果他们不是兼职，那么就需要在工作量核定、绩效考评、职称评定等方面做一系列制度的保障。精力所限，本研究只是提及这些问题，没有做深入探讨，客观上影响了研究的全面性，这也是本研究留下的一个遗憾。

三、缺乏教育对策的验证

无论是医学生职业精神发展规律，还是教育实效评价，抑或本研究所提出来的对策建议，都需要一定的教育周期去验证，但是本研究是有周期限制的，所以研究结论还没有经过长期的实践来验证。另外，研究者作为医学院校的辅导员，在情感上与医学生更为靠近，所以在分析医疗文化，医患关系方面带有不可避免的价值倾向，也对研究结果的客观性有一定影响。

另外，要做到教育有实效，必须要准确地把握学生的人格、气质、意志力、兴趣等心理特点。医师职业精神说到底是个体的心理机制，要准确把握其发展规律，必须要从最基础的心理变量开始探讨，将医师职业精神的形成看作个体各个基础心理要素的变化结果，结论才会更加科学。但是一来限于研究者的知识背景和时间精力，二来在我国医学生职业精神是一个全新的研究领域，研究成果比较少，国外的研究成果则与我国医疗现实和医疗文化背景差异较大，缺乏本土化的验证，这也在一定程度上影响了本文理论基础和研究水平。

以上这些问题，是本研究的不足之处，也是本议题下一步的研究思路。做研究的过程，也是心灵的洗礼。在访谈过程中，研究者深刻感到，学医不易，医学生需要更多的社会支持和关心，在调研中，听到同学们的疑惑和委屈，研究者也感到同情和伤感；听到他们的收获与成长，研究者又觉得很欣慰。在整个研究阶段，研究者也和学生一起在思考一个问题：在目前的社会现实面前，学医到底是为什么？

据说曾经有个力大无穷的英雄，有一天，一个巨大的陨石要坠落到他所在的城市，在千钧一发之际，英雄出面一拳击碎了陨石，阻止了这个城市被陨石所毁。但是陨石被击碎的碎片还是散落各地，把好多人的房子、车子都砸了。本来人们是要失去生命的，现在只是失去了一些财物，是不是应该感激英雄呢？可惜人们只看到自己的损失，并没有一点感谢，反而在坏人煽动情况下，开始责备这个英雄：你为什么把我的车子砸坏了？你把我家的花园砸坏了啊！你为什么不让其他更好的人来做！我可是给你们英雄协会捐款了，你竟然就做成这种水平！每个人都在指责这个阻止了城市毁灭的英雄做的不够好，事已至此，似乎这位英雄只剩下两条道路：要么辞职远走天涯成为一个悲壮的背影，要么讲出一番深明大义的道理让在场所有人的都羞愧落泪。但是，这位另类的英雄，只是不耐烦地回应："我当英雄不是为了你们的夸奖和膜拜，我就是想当英雄才当英雄的，随你们怎么讲，我只是对我的能力和兴趣负责！"

另类英雄的故事，以一种比较极端的方式将个体的社会价值和个人价值分裂开来，是带有一点"赌气"意味的，人真的可以像这位英雄一样脱离社会而存在吗？恰恰相反，融入社会，服务社会，才是医学专业的生命力所在。

2013 年全国第八届中美医师职业精神研讨报告会上，陈旭岩教授在"喧嚣和困扰中坚守职业精神"主题演讲中，也分享了一个故事：有一个卖报纸的小男孩得了重度吉兰-巴雷综合征，呼吸困难，身体无法移动，这个病不难治愈，但是医疗费用较高，男孩子的家里并没有足够的钱来治病，所以他的父亲无奈的要求拔掉氧气管。医生给孩子拔管之后感到非常痛苦和纠结，又给孩子把管子插回去了，并和男孩的父亲签订了一个 50 年的贷款合同，一个月只需要支付 200 元即可。两周后孩子顺利出院，继续快乐地卖报纸，只是每天都会给医生送几张报纸。陈教授说："他来时，我假装看不见，但他转身飞跑时我会很专注很享受地盯着他的背影，想着之前连脚指头都不能动一下的孩子如今能够像刘翔一样欢快地奔跑，你心底最纯净、最神圣、最柔软的那部分就会被触动。哪一种职业会有如此美妙的心灵体验呢？我一直都感恩上苍给我一个如此至真至善至美至精至高至妙的职业，这份职业自身固有的光芒可以令人世间所有名利的物质黯然失色。"①

医师职业精神教育是在帮助医学生们想清楚"从何而来""为何来

① 陈旭岩. 最难的不是技术［J］. 视野，2014（24）：45-47.

此”“去往何处”等基本问题，“这个世界上只有一种真正的英雄主义，那就是在认清生活的真相之后仍然热爱它”，当医学生通过理性深入的思考，已经掌握了医学的本质，还坚持说“我愿意”的时候，发自内心地认为医疗职业“至真至善至美至精至高至妙”的时候，医师职业精神教育才算真正完成了。

参考文献

一、专著

[1] 《习近平总书记教育重要论述讲义》编写组. 习近平总书记教育重要论述讲义［M］. 北京：高等教育出版社，2020.

[2] 中共中央宣传部. 习近平新时代中国特色社会主义思想三十讲［M］. 北京：学习出版社，2018.

[3] 中共中央宣传部. 习近平总书记系列重要讲话读本［M］. 北京：人民出版社，2016.

[4] 薄世宁. 命悬一线，我不放手［M］. 北京：北京联合出版公司，2023.

[5] 闫泽华，吴英发，王天夫，等. 中国医师群体特征与工作状况［M］. 北京：社会科学文献出版社，2023.

[6] 福柯. 临床医学的诞生［M］. 刘北成，译. 南京：译林出版社，2022.

[7] 鲍曼. 工作、消费主义和新穷人［M］. 郭楠，译. 上海：上海社会科学院出版社，2022.

[8] 国家卫生健康委统计信息中心. 2018 全国第六次卫生服务统计调查报告［M］. 北京：人民卫生出版社，2021.

[9] 雅斯贝尔斯. 什么是教育［M］. 邹进，译. 北京：生活·读书·新知三联书店，2021.

[10] 涂尔干. 社会分工论［M］. 渠敬东，译. 北京：生活·读书·新知三联书店，2020.

[11] 王一方. 医学是什么［M］. 北京：北京大学出版社，2020.

[12] 韩启德. 医学的温度［M］. 北京：商务印书馆，2020.

[13] 波伊曼，菲泽. 给善恶一个答案：身边的伦理学［M］. 王伟江，译. 北京：中信出版社，2017.

[14] 罗思曼. 哈佛医学生的历练［M］. 杭州：浙江人民出版社，2016.

[15] 伯恩斯坦. 教育、符号控制与认同［M］. 北京：中国人民大学出版社，2016.
[16] 迈尔斯. 社会心理学［M］. 北京：人民邮电出版社，2016.
[17] 教育部思想政治工作司组. 加强和改进大学生思想政治教育重要文献选编（1978—2014）［M］. 北京：知识产权出版社，2015.
[18] 国家卫生计生委统计信息中心. 2013 第五次国家卫生服务调查分析报告［M］. 北京：中国协和医科大学出版社，2015.
[19] 协和百年医学教育译丛翻译小组. 卡尔曼医学教育史［M］. 北京：中国协和医科大学出版社，2014.
[20] 克鲁斯. 医学职业精神培育［M］. 刘惠军，唐健，陆宇宏，译. 北京：北京大学医学出版社，2013.
[21] 张大庆. 医学人文学导论［M］. 北京：科学出版社，2013.
[22] 张新洲，夏文斌，沈壮海，等. 中国大学生生活形态研究报告（2013）［M］. 北京：社会科学文献出版社，2013.
[23] 彭聃龄. 普通心理学［M］. 4 版. 北京：北京师范大学出版社，2012.
[24] 张厚粲，龚耀先. 心理测量学［M］. 杭州：浙江教育出版社，2012.
[25] 吴潜涛，徐艳国，赵扬，等. 建党 90 年来高校德育发展的历史轨迹［M］. 北京：高等教育出版社，2012.
[26] 鲁洁，王逢贤. 德育新论［M］. 南京：江苏教育出版社，2010.
[27] 卫生部统计信息中心. 中国医患关系调查研究：第四次国家卫生服务调查专题研究报告［M］. 北京：中国协和医科大学出版社，2010.
[28] 金子元久. 大学教育力［M］. 上海：华东师范大学出版社，2009.
[29] 张澍军. 德育哲学引论［M］. 北京：中国社会科学出版社，2008.
[30] 张友元. 简明中外医学史［M］. 广州：广东高等教育出版社，2008.
[31] 朱小蔓. 情感教育论纲［M］. 北京：人民出版社，2007.
[32] 卢梭. 爱弥儿［M］. 彭正梅，译. 上海：上海人民出版社，2007.
[33] 张大庆. 医学史十五讲［M］. 北京：北京大学出版社，2007.
[34] 杜威. 民主主义与教育［M］. 王承绪，译. 北京：人民教育出版社，2001.
[35] 东西方文化发展中心. 寻求普世伦理［M］. 北京：商务印书馆，2001.
[36] 波特. 剑桥医学史［M］. 张大庆，李志平，刘学礼，等译. 长春：吉林人民出版社，2000.
[37] 邱柏生. 思政教育接受学［M］. 太原：山西人民出版社，1992.
[38] 徐春甫. 古今医统大全［M］. 北京：人民卫生出版社，1991.
[39] 冀中，高德馨，张洪涛，等. 医学模式［M］. 北京：北京医科大学、中国协和医

科大学联合出版社，1990.

[40] 朱潮，张慰丰. 新中国医学教育史［M］. 北京：北京医科大学、中国协和医科大学联合出版社，1990.

[41] COOKE M，IRBY D M，O'BRIEN B C. Educating physicians：a call for reform of medical school and residency［M］. San Francisco：Jossey-Bass，2010.

[42] WENGER E. Communities of practice：learning，meaning，and identity［M］. London：Cambridge University Press，1998.

[43] SINGER H P N. Galen：selected works：translated with an introduction and notes［M］. Oxford：Oxford University Press，1997.

[44] KEGAN R. The evolving self：problem and process in human development［M］. Cambridge：Harvard University Press，1982.

二、中文论文

[1] 程志敏. 论儒家“道德主义”思想的特质及现代价值［J］. 伦理学研究，2024（1）：52-60.

[2] 邹广文. 回归自己民族的文化主体性［J］. 吉林大学社会科学学报，2024，64（3）：23-31.

[3] 胡萨. 探询走进学生心灵的价值观教育［J］. 思想政治课教学，2023（6）：4-8.

[4] 尹秀云. 医师职业精神的历史演变［J］. 医学与哲学，2023，44（24）：8-13.

[5] 熊建，王美华. 做白求恩精神的传承人［N］. 人民日报（海外版），2023-03-03（009）.

[6] 李鸿鹤，李颖，闻德亮. 新时代医师职业精神的内涵与发展［J］. 中华医学教育探索杂志，2021，20（12）：1365-1370.

[7] 严金海，黎可盈，高婧，等. 论医学仁爱的条件性与有限性［J］. 医学与哲学，2020，41（23）：16-20.

[8] 刘云章，赵金萍，戴晓晖，等. 患者何为：在“医患命运共同体”构建过程中［J］. 中国医学伦理学，2019，32（9）：1099-1102.

[9] 高德胜，王瑶，张耀灿. 思想政治教育学的当代转向应用思想政治教育的内涵与特征［J］. 思想教育研究，2018（5）：27-31.

[10] 李鸿鹤. 中国临床医师职业精神评价指标体系构建及评价研究［D］. 沈阳：中国医科大学，2017.

[11] 鄢俊，钟志宏，刘民. 医学生职业精神培育的探析［J］. 考试周刊，2016（90）：146.

[12] 于帆. 临床实习医学生职业精神教育“互联网+”模式研究［J］. 中国医学伦理学，2017，30（2）：173-177.

[13] 石晓兰，李文秀，秦岭，等. 医师职业精神测量与评价体系研究进展［J］. 中国医学伦理学，2017，30（9）：1137-1141.

[14] 柯杨. 从医学教育融入综合大学看高校管理模式改革［J］. 国家教育行政学院学报，2016（6）：9-14.

[15] 黄朝晖. 医学生职业精神培养的实践体验教育策略初探［J］. 辽宁医学院学报（社会科学版），2016，14（4）：20-23.

[16] 刘云章，梁香阁，张笑微，等. 中美《医师宣言》的差异性分析及启示［J］. 中国医学伦理学，2016，29（4）：556-558.

[17] 韦旭楠，王子薇，刘露萍，等. 国内外医学生职业精神教学方法研究进展［J］. 医学与哲学，2016，37（6A）：41-43.

[18] 郑永廷. 论社会意识形态与思想政治教育的内在联系［J］. 中国高校社会科学，2015（6）：17-31.

[19] 徐秀，袁蕙芸. 医师职业精神评价量表设计研究［J］. 中国医院管理，2015，35（12）：50-52.

[20] 陈丽丽. 医师职业精神测评量表编制及评价研究［D］. 唐山：河北联合大学，2015.

[21] 卜丽娟. 医生职业精神研究［D］. 济南：山东大学，2015.

[22] 谷雪峰. 职业精神视域下中国传统医德规范研究［D］. 哈尔滨：黑龙江中医药大学，2015.

[23] 霍亚楼，周风帆. 医师职业精神量表的初步编制和结构探索［J］. 医学与哲学，2015，36（19）：27-30.

[24] 刘肖肖. 思想政治教育接受的影响因素研究［D］. 长春：东北师范大学，2015.

[25] 聂晓敏. 医学生职业精神养成规律与路径浅议［J］. 人民论坛，2015（17）：160-161.

[26] 李贞玉，孔祥金. 中国传统医德的现代反思与借鉴［J］. 医学与哲学，2015（11）：43-47.

[27] 西格里斯. 医生在现代社会中的社会角色与社会地位［J］. 徐明明，译. 社会福利（理论版），2015（11）：1-5.

[28] 于晨，李红. 医师职业精神教育及其研究现状［J］. 中国医学伦理学，2015，28（2）：240-243.

[29] 李玮，杜伟，李蔓荻，等. 对中医学大学生专业认同的调查分析［J］. 中医药管理

杂志，2015（8）：16-19.

[30] 杨威．人为什么需要接受思想政治教育——兼论思想政治教育的个体根源［J］．思想教育研究，2015（4）：8-12.

[31] 刘建军．习近平理想信念论述的历史梳理与理论阐释［J］．河海大学学报（哲学社会科学版），2015，17（3）：1-8.

[32] 李西顺．德育叙事过程之“前视域”研究［J］．教育研究，2015（3）：18-24.

[33] 张耀灿．思想政治教育专业创建30年的回顾与前瞻［J］．中国高等教育，2014（11）：39-41.

[34] 连晓洁．人文关怀视角下医学生职业精神培养的研究［D］．锦州：辽宁医学院，2014.

[35] 储全根，尤吾兵．论医师职业精神及其在当下医学生教育中的塑成［J］．中医教育，2014，33（2）：11-14.

[36] 吴佳宇．中美医学生职业认同的比较研究［D］．上海：上海外国语大学，2014.

[37] 何权瀛．浅谈我国现行医疗体制与医师职业精神的培养和提升［J］．中国医学人文评论，2014（00）：117-122.

[38] 杨萍．临床医学教育综合改革中的医学生职业精神培养的着力点研究［J］．中国医学伦理学，2014，27（1）：46-47.

[39] 刘翠，徐玉梅．临床医学教育综合改革中的医学生职业精神培养研究内容［J］．中国医学伦理学，2014，27（1）：48-50.

[40] 刘明，徐玉梅．临床医学教育综合改革中的医学生职业精神培养途径探索［J］．中国医学伦理学，2014，27（1）：51-53.

[41] 于芳，徐玉梅．临床医学教育综合改革中的医学生职业精神培养评价研究［J］．中国医学伦理学，2014，27（1）：54-56.

[42] 周志新，陈晓阳，杨同卫．医师职业精神培育的影响因素研究——基于薪酬满意度视角的实证探索［J］．经济管理，2014（2）：168-178.

[43] 徐玉梅，刘明．临床医学教育综合改革中的医学生职业精神认知现状调查及分析［J］．中国医学伦理学，2014，27（1）：41-45.

[44] 鲍中义．现代医学模式下医学生生命教育内容、目标及实施方法探讨［J］．中国医学伦理学，2014，27（6）：805-807.

[45] 陈旭岩．最难的不是技术［J］．视野，2014（24）：45-47.

[46] 夏林，张炎如，罗丹，等．当前医患关系对医学生职业认知度的影响［J］．中华医学教育探索杂志，2013（8）：854-857.

[47] 冯培．协同性、针对性、感受性：推动高校思想政治教育科学发展的三个重要关

系［J］. 思想理论教育导刊，2013（4）：51-53.

［48］苏全有，李伊波. 对中国近代医学教育史研究的回顾与反思（上）［J］. 南京中医药大学学报（社会科学版），2013，14（2）：51-56.

［49］刘新全. 思想政治教育接受行为研究［D］. 徐州：中国矿业大学，2013.

［50］梁公文，邵晓凤，王杉. 以志愿服务为切入点的新时期医院青年思想教育模式的实践与探讨［J］. 中国医院，2013（4）：8-10.

［51］胡定荣. 教材分析：要素、关系和组织原理［J］. 课程·教材·教法，2013，33（2）：17-22.

［52］吴红顺，连榕，庄永金. 医学院校学生职业承诺和学习倦怠的状况及其关系［J］. 成都中医药大学学报（教育科学版），2012（4）：6-7.

［53］董杰. 认知、认同与信仰：社会主义核心价值观教育的三个维度及其推进路径［J］. 桂海论丛，2012，28（5）：47-51.

［54］孙鹏. 医学生人文素质教育体系构建研究［D］. 重庆：第三军医大学，2012.

［55］宫福清. 医学生医学人文精神培育研究［D］. 大连：大连理工大学，2012.

［56］尹梅，任守双，方毅，等. 医师职业精神养成基本规律研究［J］. 医学与哲学，2012，33（5）：45-48.

［57］邱吉. 培育职业精神的哲学思考——从职业规范的视角看职业伦理［J］. 中国人民大学学报，2012，26（2）：75-82.

［58］李恩昌，徐玉梅. 社会主义核心价值观与医学伦理学——中国医学伦理学与生命伦理学发展研究之三［J］. 中国医学伦理学，2012，25（3）：289-293.

［59］纪宗淑，刘海燕. 隐性课程与医师职业精神的培养［J］. 西北医学教育，2012，20（3）：469-471.

［60］何权瀛. 试论我国现行医疗体制与医师职业精神的培养和提升［J］. 医学与哲学，2011，32（6）：5-8.

［61］张云飞，李红文. 从传统医德到现代医师职业精神——中国传统医德的现代转化［J］. 医学与哲学（人文社会医学版），2011，32（6）：11-14.

［62］陈红. 医师职业精神培训之新途径——医务志愿服务［J］. 中国继续医学教育，2011，3（1）：46-47.

［63］佘双好. 当代社会思潮对高校学生影响的特点及对策研究［J］. 思想理论教育导刊，2010（10）：77-83.

［64］刘志飞，马晓丹，闻德亮. 浅析如何在医学院校阶段培养医学生的职业精神［J］. 中国医学伦理学，2010，23（6）：60-62.

［65］米勒. 医师职业精神的教育与评估——解读美国梅奥医学中心的经验［J］. 首都医

科大学学报（社会科学版），2010（2）：60-61.

［66］ 张耀灿. 推进思想政治教育研究范式的人学转换［J］. 思想教育研究，2010（7）：3-6.

［67］ 孙福川，季星彤，高汉. 外科医生的职业精神［J］. 中国实用外科杂志，2009（1）：53-59.

［68］ 王丽荣. 思想政治教育接受心理研究［D］. 长春：吉林大学，2009.

［69］ 张愫怡. 医科大学生职业认同、学业情绪的状况及关系研究［D］. 福州：福建师范大学，2009.

［70］ 王润玲，郭勇. 职业精神视域下的医学生诚信教育研究［J］. 医学与哲学（人文社会医学版），2008，29（10）：80.

［71］ 胡林英，丛亚丽. 医学专业精神的初步研究［J］. 医学与哲学（人文社会医学版），2007，28（3）：10-13.

［72］ 张金钟. 医学生职业精神养成有效模式的探讨［J］. 中国医学伦理学，2007，20（3）：7-10.

［73］ 李德顺. 关于价值与核心价值［J］. 学术研究，2007（12）：4-6.

［74］ 段丽萍，汪玲. 北美国家医学教育的历史与现状［J］. 学位与研究生教育，2007（3）：69-73.

［75］ 杜治政. 关于医学专业精神的几个问题［J］. 医学与哲学，2007，28（5）：1-5.

［76］ 邱仁宗. 医学专业的危机及其出路［J］. 中国医学伦理学，2006，19（6）：5-8.

［77］ 许志伟. 中国当前的医疗危机与医护人员的专业责任和使命［J］. 医学与哲学，2006，27（17）：1-6.

［78］ 李本富. 试论医生的职业精神［J］. 中国医学伦理学，2006，19（6）：3-4.

［79］ 孙福川. 伦理精神：职业精神解读及其再建设的核心话语［J］. 中国医学伦理学，2006，19（6）：13-17.

［80］ 连榕，杨丽娴，吴兰花. 大学生的职业承诺、学习倦怠的关系与量表编制［J］. 心理学报，2005，37（5）：632-636.

［81］ 蒯强. 法国医学院校人文社会科学课程及其特色［J］. 复旦教育论坛，2004，2（1）：93-95.

［82］ 高清海. 中华民族的未来发展需要有自己的哲学理论［J］. 吉林大学社会科学学报，2004（2）：5-7.

［83］ 佚名. 全球医学教育最低基本要求［J］. 中华医学教育杂志，2002（4）：23-25.

［84］ 黄成德. 古代中医教育思想探微［J］. 成都中医药大学学报，2001，3（2）：71-73.

[85] 沈壮海. 有效德育过程论 [J]. 清华大学教育研究, 2000 (4): 54-63.

三、英文论文

[1] WALD H S. Professional identity (trans) formation in medical education: reflection, relationship, resilience [J]. Academic Medicine, 2015, 90 (6): 701-706.

[2] HOLDEN M D, BUCK E, LUK J, et al. Professional identity formation: creating a longitudinal framework through TIME (Transformation in Medical Education) [J]. Academic Medicine, 2015, 90 (6): 页码.

[3] CRUESS R L, CRUESS S R, BOUDREAU J D, et al. A schematic representation of the professional identity formation and socialization of medical students and residents: a guide for medical educators [J]. Academic Medicine, 2015, 90 (6): 718-725.

[4] CRUESS R L, CRUESS S R, STEINERT Y. Amending Miller's Pyramid to include professional identity formation [J]. Academic Medicine, 2015, 90 (补充卷): 180-185.

[5] WONG A, TROLLOPE-KUMAR K. Reflections: an inquiry into medical students' professional identity formation [J]. Medical Education, 2014, 48 (5): 489-501.

[6] JARVIS-SELINGER S, PRATT D D, REGEHR G. Competency is not enough: integrating identity formation into the medical education discourse [J]. Academic Medicine, 2012, 87 (9): 1185-1190.

[7] OVEREEM K, WOLLERSHEIM H C, ARAH O A, et al. Evaluation of physicians' professional performance: an iterative development and validation study of multisource feedback instruments [J]. BMC Health Services Research, 2012, 12 (1): 80.

[8] KLEMENC-KETIS Z, KERSNIK J. Using movies to teach professionalism to medical students [J]. BMC Medical Education, 2011, 11 (1): 60.

[9] NEGISHI K, ASAHARA K, YANAI H. Developing a professional identity scale: identifying factors related to professional identity of government-employed public health nurses [J]. Nippon Koshu Eisei Zasshi (Japanese Journal of Public Health), 2010, 57 (11): 960-971.

[10] KIRK L M. Professionalism in medicine: definitions and considerations for teaching [J]. Proceedings (Baylor University. Medical Center), 2007, 20 (1): 13-16.

[11] HAFFERTY F W. Professionalism and commercialism as antitheticals: a search for "un-

professional commercialism" within the writings and work of American medicine [J]. Diagnostic Cytopathology, 2006, 17 (2): 115-120.

[12] HAFFERTY F W. Definitions of professionalism: a search for meaning and identity [J]. Clinical Orthopaedics and Related Research, 2006, 449: 193-204.

[13] HUDDLE T S. Viewpoint: Teaching professionalism: is medical morality a competency? [J]. Academic Medicine, 2005, 80 (10): 885-891.

[14] CRUESS S R, JOHNSTON S, CRUESS R L. "Profession": a working definition for medical educators [J]. Teaching and Learning in Medicine, 2004, 16 (1): 74-76.

[15] INUI T S, WHITCOMB M E. A Flag in the Wind: Educating for Professionalism in Medicine [J]. Academic Medicine, 2003, 78 (1): 3-4.

[16] PELLEGRINO E D. Professionalism, profession and the virtues of the good physician [J]. Mount Sinai Journal of Medicine, 2002, 69 (6): 378-384.

[17] SAVICKAS M L. Career construction: a developmental theory of vocational behavior [A] //BROWN D, et al. Career choice and development [C]. San Francisco: Jossey-Bass, 2002: 149-205.

[18] COLDRON J, SMITH R. Active location in teachers' construction of their professional identities [J]. Journal of Curriculum Studies, 1999, 31 (6): 711-726.

[19] SULLIVAN W. What is left for professionalism after managed care? [J]. Hastings Center Report, 1999, 29 (2): 5-15.

[20] NIEMI R G, HEPBURN M A. The rebirth of political socialization [J]. Perspectives on Political Science, 1995, 24 (1): 7-16.

[21] MILLER G E. The assessment of clinical skills/competence/performance [J]. Academic Medicine, 1990, 65 (9 Suppl): S63-S67.

[22] GARNSEY P. Doctors and diseases in the Roman Empire [J]. Medical History, 1989, 33 (4): 2024-2025.

[23] Hamilton J S. Scribonius Largus on the medical profession [J]. Bulletin of the History of Medicine, 1986, 60 (2).

[24] Lazarus. richared. thoughts on the relations between emotion and cognition. amaerican psychologist. 1982, (37): 1019-1024.

[25] Marcia J E. Identity in adolescence [J]. J. adelson. handbook of Adolescent Psychol-ogy, 1980.

[26] ZajoncR. felling and thinking: preferences need no inferences. Ameracan Psychologish, 1980, (35): 151-175.

附录一　医学生职业精神发展现状问卷

调查问卷本问卷为匿名问卷，除了统计数据不作他用，请您放心如实填写，所有问题没有对错之分，我们期待您真实的回答，为了保证后期数据处理的严密性，请不要有遗漏。谢谢同学们的支持和配合。

1. 您的性别

　□男　□女

2. 您的年级

　□一年级　□二年级　□三年级　□四年级　□五年级

3. 您的学校

　□北中医　□上中医　□山中医　□北医　□协和

4. 您的政治面貌

　□党员（含预备）　□团员　□群众

5. 您的家庭来源地

　□直辖市　□省会　□地级市　□县城　□农村

6. 您是否有近亲从医

　□有　□没有

7. 您清楚未来的工作将与人类健康息息相关吗

　□很清楚　□比较清楚　□无法判断　□不太清楚　□无法判断

8. 我知道从事医疗行业，对专业技能方面有哪些要求

　□很清楚　□比较清楚　□无法判断　□不太清楚　□无法判断

9. 我清楚医疗行业在职业伦理道德方面有哪些要求

　□很清楚　□比较清楚　□无法判断　□不太清楚　□无法判断

10. 我知道从事医疗卫生事业意味着我需要付出多少努力

□很清楚 □比较清楚 □无法判断 □不太清楚 □无法判断

11. 通过我的了解，我对医学专业的就业情况很有信心

□非常符合我的情况 □比较符合我的情况 □无法判断

□比较不符合我的情况 □完全不符合我的情况

12. 总体上我觉得医疗职业很有前途

□非常符合我的情况 □比较符合我的情况 □无法判断

□比较不符合我的情况 □完全不符合我的情况

13. 我觉得所学专业有利于我找工作

□非常对 □挺对的 □无法判断 □不太对 □不对

14. 我不太赞同以病人为中心的医疗价值原则

□非常符合我的情况 □比较符合我的情况 □无法判断

□比较不符合我的情况 □完全不符合我的情况

15. 我明白身为医务工作者所需要承担的责任

□非常明白 □比较明白 □无法判断 □不太明白 □不明白

16. 我赞同做医生，就要有奉献精神的观点

□非常赞同 □比较赞同 □无法判断 □不太赞同 □不赞同

17. 我不愿意别人称呼我为“未来的白衣天使”

□非常符合我的情况 □比较符合我的情况 □无法判断

□比较不符合我的情况 □完全不符合我的情况

18. 我喜欢医学这个专业

□非常符合我的情况 □比较符合我的情况 □无法判断

□比较不符合我的情况 □完全不符合我的情况

19. 我不太乐意告诉别人我学的是什么专业

□非常符合我的情况 □比较符合我的情况 □无法判断

□比较不符合我的情况 □完全不符合我的情况

20. 我觉得学医药类相关专业，会让我的未来越来越光明

□非常同意 □同意 □无法判断 □不太同意 □不同意

21. 我觉得我所学习的专业很有实践价值

□非常同意 □比较同意 □无法判断 □不太同意 □不同意

22. 每当我用专业知识帮助其他人解答疑难，就让我很有成就感

□非常符合我的情况 □比较符合我的情况 □无法判断

□比较不符合我的情况 □完全不符合我的情况

23. 学习专业知识，攻克学习难题，让我觉得非常有成就感

□非常同意 □比较同意 □无法判断 □不太同意 □不同意

24. 来自患者和家属的肯定，让我很有动力继续坚持下去

□非常赞同 □赞同 □无法判断 □不太赞同 □不赞同

25. 我的专业无法给我带来人生的希望

□非常同意 □比较同意 □无法判断 □不太同意 □不同意

26. 我觉得从事与专业相关的工作，就能过上我想要的生活

□非常同意 □比较同意 □无法判断 □不太同意 □不同意

27. 我觉得我很适合现在的专业

□非常同意 □比较同意 □无法判断 □不太同意 □不同意

28. 我的性格和所学专业匹配

□非常同意 □比较同意 □无法判断 □不太同意 □不同意

29. 所学专业可以充分发挥出我的特长

□非常同意 □比较同意 □无法判断 □不太同意 □不同意

30. 未来我会坚持以病人为中心的工作理念

□非常同意 □比较同意 □无法判断 □不太同意 □不同意

31. 就算辛苦，我也会坚持从事医疗卫生相关工作

□非常赞同 □比较赞同 □无法判断 □不太赞同 □不赞同

32. 就算受到患者的误解，而且一时解释无法判断，我还是回尽心尽力的以病人治疗为先

□就算社会，患者都不理解我，我也会继续在医疗相关专业内奋斗

□非常赞同 □比较赞同 □无法判断 □不太赞同 □不赞同

33. 未来我会平等负责的对待每一位病患

□非常赞同 □比较赞同 □无法判断 □不太赞同 □不赞同

34. 我会把对医疗事业的奉献，放在个人利益之前

□非常赞同　□比较赞同　□无法判断　□不太赞同　□不同意

35. 未来无论我身处何地，我会坚持不断地学习，更新我的知识

□非常赞同　□比较赞同　□无法判断　□不太赞同　□不赞同

36. 我热爱参加医疗实践

□非常符合我的情况　□比较符合　□无法判断

□不太符合　□不符合

37. 任何和专业素养提升的实践，我都会努力参与

□和我的情况非常相似　□比较相似　□无法判断

□不太相似　□不相似

38. 总体上，我对我所学的专业持正面的评价

□非常同意　□是的　□无法判断　□不太同意　□不同意

39. 总体上，我对医疗行业持正面评价

□非常同意　□是的　□无法判断　□不太同意　□不同意

40. 总体上，我不太认可医疗职业

□非常赞同　□比较赞同　□无法判断　□比较不赞同　□不赞同

41. 我未来会从事医疗相关的工作

□必须是　□应该是　□无法判断　□应该不是　□肯定不是

42. 我一直在努力提升我的专业技能

□非常符合我的情况　□比较符合　□无法判断

□不太符合　□不符合

43. 我一直在努力提升我的医患关系沟通技能

□非常赞同　□比较赞同　□无法判断　□不太赞同　□不赞同

44. 我热爱用专业知识解决问题，让我有信心

□非常赞同　□比较赞同　□无法判断　□不太赞同　□不赞同

附录二　医学生职业精神教育质量问卷

调查问卷本问卷为匿名问卷，除了统计数据不作他用，请您放心如实填写，所有问题没有对错之分，我们期待你真实的回答，为了保证后期数据处理的严密性，请不要有遗漏。谢谢同学们的支持和配合。

1. 您的性别

   □男　□女

2. 您的年级

   □一年级　□二年级　□三年级　□四年级　□五年级

3. 您的学科

   □医学　□药学　□针推　□管理　□护理　□人文

4. 您的政治面貌

   □党员（含预备）团员　□群众

5. 您的家庭来源地

   □直辖市　□省会　□地级市　□县城　□农村

6. 您是否有近亲从医

   □有　□没有

7. 我所接受的职业精神教育，让我很满意

   □非常同意　□比较同意　□无法判断　□不太同意　□不同意

8. 我觉得课余活动（包括竞赛、培训及讲座等）在提升专业技能方面有效果

   □非常符合我的情况　□比较符合　□无法判断

   □不太符合　□不符合

9. 我觉得我校专业课程的教学内容，提高了我的专业知识水平

□非常同意 □比较同意 □无法判断 □不太同意 □不同意

10. 我觉得我校专业课程的教学方式，有助于我更快得掌握专业知识

□非常同意 □比较同意 □无法判断 □不太同意 □不同意

11. 我觉得医学伦理等课程，坚定了我“以病人为中心”的工作理念

□非常赞同 □比较赞同 □无法判断 □不太赞同 □不赞同

12. 我觉得医学伦理类知识，可以帮我判断医疗行为的正确与否

□非常赞同 □比较赞同 □无法判断 □不太赞同 □不赞同

13. 通过课程学习，让我对社会医患关系理解得更加深刻

□非常赞同 □比较赞同 □无法判断 □不太赞同 □不赞同

14. 学校各类课程的学习让我更喜欢现在的专业了

□非常符合 □比较符合 □无法判断 □不太符合 □不符合

15. 通过各类课程的学习，我更坚定了从事医疗行业的信念

□非常赞同 □比较赞同 □无法判断 □不太赞同 □不赞同

16. 通过各类课程的学习，我更深刻地了解了医疗行业的责任

□非常赞同 □比较赞同 □无法判断 □不太赞同 □不赞同

17. 我的老师非常有效率地帮助我提升了专业知识水平

□非常赞同 □比较赞同 □无法判断 □不太赞同 □不赞同

18. 学校的老师引导我理解了医生行业的规范和要求

□非常赞同 □比较赞同 □无法判断 □不太赞同 □不赞同

19. 我的老师，让我觉得医生这个职业很高尚

□非常赞同 □比较赞同 □无法判断 □不太赞同 □不赞同

20. 我的老师让我觉得，这一辈子当医生其实挺有价值

□非常赞同 □比较赞同 □无法判断 □不太赞同 □不赞同

21. 我的老师，让我对医生行业产生了更深的感情

□非常赞同 □比较赞同 □无法判断 □不太赞同 □不赞同

22. 医学生宣誓活动，让我更深刻认识到医疗事业的责任感和使命感

□非常赞同 □比较赞同 □无法判断 □不太赞同 □不赞同

23. 学校开展的思想政治主题教育活动，不能帮助我理解医疗职业所代表的责任和义务

□非常赞同　□比较赞同　□无法判断　□不太赞同　□不赞同

24. 通过志愿服务，不能让我更深刻地理解医生的社会地位

□非常符合我的情况　□比较符合　□无法判断

□不太符合　□不符合

25. 通过志愿服务，让你更深刻地理解了医生的职业要求

□非常符和　□比较符合　□无法判断　□不太符合　□不符合

26. 名医的专题讲座，提升了我对某些疾病和诊疗的认识

□非常赞同　□比较赞同　□无法判断　□不太赞同　□不赞同

27. 通过观看、了解优秀医生的事迹宣讲影视作品，让我感到作为医生的光荣

□非常同意　□比较同意　□无法判断　□不太同意　□不同意

28. 我觉得我身边的同学对医生职业普遍抱有较为乐观和积极的态度

□非常符合我的情况　□比较符合　□无法判断

□不太符合　□不符合

29. 我觉得我男（女）朋友对医生职业普遍抱有较为消极的态度

□非常符合我的情况　□比较符合　□无法判断

□不太符合　□不符合

30. 通过医院实习，我感受到了医生的社会责任和形象

□非常符合我的情况　□比较符合　□无法判断

□不太符合　□不符合

31. 我的校友让我感到医疗专业还是很不错的

□非常符合我的情况　□比较符合　□无法判断

□不太符合　□不符合

32. 看到医生校友让我觉得很光荣

□非常符合我的情况　□比较符合　□无法判断

□不太符合　□不符合

33. 医院实习经历让我更加坚定了一生从医的信念

□非常符合我的情况　□比较符合　□无法判断

□不太符合　□不符合

34. 名家讲座，有利于坚定你的职业信心

□非常符合我的情况　□比较符合　□无法判断

□不太符合　□不符合

35. 学校开展的思想政治主题教育活动，更加坚定了我的职业信心

□非常符合我的情况　□比较符合　□无法判断

□不太符合　□不符合

36. 觉得医院实习提升了我的专业技能

□非常符合我的情况　□比较符合　□无法判断

□不太符合　□不符合

37. 我校大学生职业生涯规划课程，帮助我对医疗职业有了系统的了解

□非常符合我的情况　□比较符合　□无法判断

□不太符合　□不符合

38. 我校大学生职业生涯规划课程，帮助我了解到医疗职业前景

□非常符合我的情况　□比较符合　□无法判断

□不太符合　□不符合

39. 我校大学生职业生涯规划课程，帮我树立了求职信心

□非常符合我的情况　□比较符合　□无法判断

□不太符合　□不符合

40. 通过医院实习，我感受到了医生的社会责任和形象

□非常符合我的情况　□比较符合　□无法判断

□不太符合　□不符合

附录三　医学生职业精神发展现状问卷项目分析

独立样本检定

	Levene 的变异数相等测试		针对平均值是否相等的 *t* 测试						
	F	显著性	*T*	df	显著性（双尾）	平均差异	标准误差	95%差异数的信赖区间	
								下限	上限
Q7	137.582	0.000	11.546	670	0.000	0.6518	0.0565	0.5410	0.7627
	11.679	488.848	0.000	0.6518	0.0558	0.5422	0.7615		
Q8	6.893	0.009	11.248	670	0.000	0.6938	0.0617	0.5727	0.8149
	11.286	654.400	0.000	0.6938	0.0615	0.5731	0.8145		
Q9	14.720	0.000	14.994	670	0.000	0.8714	0.0581	0.7573	0.9855
	15.066	635.627	0.000	0.8714	0.0578	0.7578	0.9850		
Q10	68.462	0.000	13.405	670	0.000	0.7848	0.0585	0.6699	0.8998
	13.549	507.230	0.000	0.7848	0.0579	0.6710	0.8987		
Q11	3.616	0.058	12.805	670	0.000	0.9005	0.0703	0.7624	1.0386
	12.831	665.896	0.000	0.9005	0.0702	0.7627	1.0383		
Q12	16.054	0.000	17.895	670	0.000	1.1531	0.0644	1.0266	1.2796
	17.977	639.236	0.000	1.1531	0.0641	1.0272	1.2791		
Q13	1.817	0.178	19.491	670	0.000	1.2837	0.0659	1.1544	1.4130
	19.550	658.028	0.000	1.2837	0.0657	1.1547	1.4126		
Q14	15.718	0.000	16.249	670	0.000	1.0273	0.0632	0.9031	1.1514
	16.307	652.455	0.000	1.0273	0.0630	0.9036	1.1510		

续表

	Levene 的变异数相等测试		针对平均值是否相等的 t 测试						
	F	显著性	T	df	显著性（双尾）	平均差异	标准误差	95%差异数的信赖区间	
								下限	上限
Q15	33.822	0.000	21.423	670	0.000	0.9459	0.0442	0.8592	1.0326
	21.597	569.674	0.000	0.9459	0.0438	0.8599	1.0319		
Q16	66.715	0.000	17.458	670	0.000	1.1339	0.0649	1.0063	1.2614
	17.583	591.073	0.000	1.1339	0.0645	1.0072	1.2605		
Q17	0.254	0.614	20.239	670	0.000	1.5541	0.0768	1.4033	1.7049
	20.289	662.713	0.000	1.5541	0.0766	1.4037	1.7045		
Q18	61.297	0.000	30.605	670	0.000	1.6775	0.0548	1.5699	1.7851
	30.945	498.108	0.000	1.6775	0.0542	1.5710	1.7840		
Q19	149.244	0.000	26.293	670	0.000	1.4679	0.0558	1.3583	1.5776
	26.574	508.025	0.000	1.4679	0.0552	1.3594	1.5765		
Q20	10.448	0.001	30.611	670	0.000	1.8005	0.0588	1.6850	1.9160
	30.804	608.553	0.000	1.8005	0.0585	1.6857	1.9153		
Q21	247.495	0.000	25.537	670	0.000	1.2190	0.0477	1.1253	1.3128
	25.888	433.337	0.000	1.2190	0.0471	1.1265	1.3116		
Q23	90.673	0.000	25.277	670	0.000	1.2890	0.0510	1.1889	1.3891
	25.501	551.905	0.000	1.2890	0.0505	1.1897	1.3883		
Q24	18.007	0.000	32.063	670	0.000	1.8165	0.0567	1.7053	1.9278
	32.334	561.236	0.000	1.8165	0.0562	1.7062	1.9269		
Q25	42.761	0.000	31.640	670	0.000	1.8298	0.0578	1.7163	1.9434
	31.965	518.427	0.000	1.8298	0.0572	1.7174	1.9423		
Q26	4.326	0.038	26.447	670	0.000	1.7559	0.0664	1.6255	1.8862
	26.501	665.927	0.000	1.7559	0.0663	1.6258	1.8860		

续表

	Levene 的变异数相等测试		针对平均值是否相等的 *t* 测试						
	F	显著性	*T*	df	显著性（双尾）	平均差异	标准误差	95%差异数的信赖区间 下限	95%差异数的信赖区间 上限
Q27	0.707	0.401	29.385	670	0.000	1.6649	0.0567	1.5537	1.7762
	29.542	626.904	0.000	1.6649	0.0564	1.5542	1.7756		
Q28	0.487	0.485	26.671	670	0.000	1.5360	0.0576	1.4230	1.6491
	26.808	630.204	0.000	1.5360	0.0573	1.4235	1.6486		
Q29	1.359	0.244	26.018	670	0.000	1.5777	0.0606	1.4587	1.6968
	26.062	667.771	0.000	1.5777	0.0605	1.4589	1.6966		
Q30	38.068	0.000	21.171	670	0.000	1.2765	0.0603	1.1581	1.3949
	21.298	614.460	0.000	1.2765	0.0599	1.1588	1.3942		
Q31	20.074	0.000	31.077	670	0.000	1.7388	0.0560	1.6289	1.8486
	31.354	550.920	0.000	1.7388	0.0555	1.6298	1.8477		
Q32	13.504	0.000	25.132	670	0.000	1.7599	0.0700	1.6224	1.8974
	25.212	656.330	0.000	1.7599	0.0698	1.6228	1.8969		
Q33	103.043	0.000	19.909	670	0.000	0.9871	0.0496	0.8897	1.0844
	20.149	474.678	0.000	0.9871	0.0490	0.8908	1.0833		
Q34	15.425	0.000	27.268	670	0.000	1.6903	0.0620	1.5686	1.8120
	27.470	585.470	0.000	1.6903	0.0615	1.5695	1.8112		
Q35	81.346	0.000	18.846	670	0.000	0.9881	0.0524	0.8851	1.0910
	19.056	496.743	0.000	0.9881	0.0519	0.8862	1.0900		
Q36	5.503	0.019	21.281	670	0.000	1.2787	0.0601	1.1607	1.3967
	21.395	626.594	0.000	1.2787	0.0598	1.1613	1.3960		
Q37	21.450	0.000	21.665	670	0.000	1.1949	0.0552	1.0866	1.3032
	21.790	619.097	0.000	1.1949	0.0548	1.0872	1.3026		

续表

	Levene 的变异数相等测试		针对平均值是否相等的 *t* 测试						
	F	显著性	*T*	df	显著性（双尾）	平均差异	标准误差	95%差异数的信赖区间	
								下限	上限
Q38	146.336	0.000	26.018	670	0.000	1.3967	0.0537	1.2913	1.5021
	26.285	518.205	0.000	1.3967	0.0531	1.2923	1.5011		
Q39	28.217	0.000	21.062	670	0.000	1.3284	0.0631	1.2045	1.4522
	21.176	625.124	0.000	1.3284	0.0627	1.2052	1.4516		
Q40	17.599	0.000	31.106	670	0.000	1.7435	0.0561	1.6335	1.8536
	31.384	550.445	0.000	1.7435	0.0556	1.6344	1.8527		
Q41	90.464	0.000	29.472	670	0.000	1.3955	0.0474	1.3026	1.4885
	29.708	571.624	0.000	1.3955	0.0470	1.3033	1.4878		
Q42	52.128	0.000	23.330	670	0.000	1.1089	0.0475	1.0156	1.2023
	23.483	603.922	0.000	1.1089	0.0472	1.0162	1.2017		
Q43	21.456	0.000	22.490	670	0.000	1.1568	0.0514	1.0558	1.2578
	22.582	645.846	0.000	1.1568	0.0512	1.0562	1.2574		
Q44	82.595	0.000	23.274	670	0.000	1.1307	0.0486	1.0353	1.2261
	23.450	582.275	0.000	1.1307	0.0482	1.0360	1.2254		

附录四　医学生职业精神教育质量问卷项目分析

独立样本检定

		Levene 的变异数相等测试		针对平均值是否相等的 *t* 测试						
		F	显著性	*T*	df	显著性（双尾）	平均差异	标准误差	95%差异数的信赖区间 下限	95%差异数的信赖区间 上限
Q7	采用相等变异数	2.816	0.094	23.650	657	0.000	1.5231	0.0644	1.3966	1.6495
	不采用相等变异数			23.616	591.445	0.000	1.5231	0.0645	1.3964	1.6497
Q8	采用相等变异数	128.576	0.000	26.603	657	0.000	1.4804	0.0556	1.3711	1.5896
	不采用相等变异数			26.534	492.145	0.000	1.4804	0.0558	1.3708	1.5900
Q9	采用相等变异数	14.838	0.000	25.832	657	0.000	1.5429	0.0597	1.4256	1.6601
	不采用相等变异数			25.787	569.250	0.000	1.5429	0.0598	1.4253	1.6604
Q10	采用相等变异数	8.884	0.003	25.008	657	0.000	1.6161	0.0646	1.4892	1.7430
	不采用相等变异数			24.970	589.209	0.000	1.6161	0.0647	1.4890	1.7432
Q11	采用相等变异数	69.610	0.000	26.148	657	0.000	1.5113	0.0578	1.3978	1.6248
	不采用相等变异数			26.092	536.186	0.000	1.5113	0.0579	1.3975	1.6251

续表

		Levene 的变异数相等测试		针对平均值是否相等的 *t* 测试						
		F	显著性	*T*	df	显著性（双尾）	平均差异	标准误差	95%差异数的信赖区间	
									下限	上限
Q12	采用相等变异数	49.940	0.000	28.152	657	0.000	1.5602	0.0554	1.4514	1.6690
	不采用相等变异数			28.092	538.451	0.000	1.5602	0.0555	1.4511	1.6693
Q13	采用相等变异数	22.015	0.000	32.400	657	0.000	1.8812	0.0581	1.7672	1.9952
	不采用相等变异数			32.345	573.393	0.000	1.8812	0.0582	1.7670	1.9955
Q14	采用相等变异数	22.928	0.000	33.253	657	0.000	1.8779	0.0565	1.7670	1.9888
	不采用相等变异数			33.188	552.682	0.000	1.8779	0.0566	1.7668	1.9890
Q15	采用相等变异数	130.327	0.000	30.083	657	0.000	1.5504	0.0515	1.4492	1.6516
	不采用相等变异数			29.994	460.071	0.000	1.5504	0.0517	1.4489	1.6520
Q16	采用相等变异数	84.957	0.000	28.086	657	0.000	1.4869	0.0529	1.3830	1.5909
	不采用相等变异数			28.018	509.112	0.000	1.4869	0.0531	1.3826	1.5912
Q17	采用相等变异数	137.366	0.000	29.014	657	0.000	1.4437	0.0498	1.3460	1.5414
	不采用相等变异数			28.936	483.461	0.000	1.4437	0.0499	1.3457	1.5418
Q18	采用相等变异数	246.844	0.000	29.593	657	0.000	1.5559	0.0526	1.4526	1.6591
	不采用相等变异数			29.492	418.860	0.000	1.5559	0.0528	1.4522	1.6596

续表

		Levene 的变异数相等测试		针对平均值是否相等的 t 测试						
		F	显著性	T	df	显著性（双尾）	平均差异	标准误差	95%差异数的信赖区间	
									下限	上限
Q19	采用相等变异数	199.839	0.000	29.225	657	0.000	1.5774	0.0540	1.4714	1.6834
	不采用相等变异数			29.129	427.168	0.000	1.5774	0.0542	1.4710	1.6838
Q20	采用相等变异数	65.161	0.000	35.328	657	0.000	1.7026	0.0482	1.6080	1.7973
	不采用相等变异数			35.232	481.552	0.000	1.7026	0.0483	1.6077	1.7976
Q21	采用相等变异数	41.641	0.000	29.384	657	0.000	1.7519	0.0596	1.6349	1.8690
	不采用相等变异数			29.305	483.585	0.000	1.7519	0.0598	1.6345	1.8694
Q22	采用相等变异数	37.647	0.000	34.103	657	0.000	1.9660	0.0576	1.8528	2.0792
	不采用相等变异数			34.039	556.781	0.000	1.9660	0.0578	1.8526	2.0795
Q23	采用相等变异数	31.933	0.000	29.556	657	0.000	1.6152	0.0546	1.5079	1.7225
	不采用相等变异数			29.488	519.042	0.000	1.6152	0.0548	1.5076	1.7228
Q24	采用相等变异数	77.509	0.000	28.817	657	0.000	1.5355	0.0533	1.4309	1.6402
	不采用相等变异数			28.745	503.031	0.000	1.5355	0.0534	1.4306	1.6405
Q25	采用相等变异数	117.183	0.000	25.158	657	0.000	1.3709	0.0545	1.2639	1.4779
	不采用相等变异数			25.103	529.690	0.000	1.3709	0.0546	1.2636	1.4781

续表

		Levene 的变异数相等测试		针对平均值是否相等的 t 测试						
		F	显著性	T	df	显著性（双尾）	平均差异	标准误差	95%差异数的信赖区间	
									下限	上限
Q26	采用相等变异数	121.268	0.000	31.199	657	0.000	1.7238	0.0553	1.6153	1.8323
	不采用相等变异数			31.098	432.326	0.000	1.7238	0.0554	1.6149	1.8328
Q27	采用相等变异数	9.269	0.002	27.256	657	0.000	1.7693	0.0649	1.6418	1.8967
	不采用相等变异数			27.229	625.159	0.000	1.7693	0.0650	1.6417	1.8969
Q28	采用相等变异数	19.118	0.000	23.008	657	0.000	1.8130	0.0788	1.6583	1.9677
	不采用相等变异数			22.992	639.950	0.000	1.8130	0.0789	1.6582	1.9679
Q29	采用相等变异数	126.215	0.000	29.136	657	0.000	1.4560	0.0500	1.3579	1.5542
	不采用相等变异数			29.060	489.790	0.000	1.4560	0.0501	1.3576	1.5545
Q30	采用相等变异数	44.491	0.000	33.557	657	0.000	1.8188	0.0542	1.7124	1.9252
	不采用相等变异数			33.462	471.825	0.000	1.8188	0.0544	1.7120	1.9256
Q31	采用相等变异数	123.133	0.000	29.733	657	0.000	1.6051	0.0540	1.4991	1.7111
	不采用相等变异数			29.644	455.917	0.000	1.6051	0.0541	1.4987	1.7115
Q32	采用相等变异数	49.880	0.000	32.136	657	0.000	1.8808	0.0585	1.7658	1.9957
	不采用相等变异数			32.060	512.437	0.000	1.8808	0.0587	1.7655	1.9960

续表

		Levene 的变异数相等测试		针对平均值是否相等的 t 测试						
		F	显著性	T	df	显著性（双尾）	平均差异	标准误差	95%差异数的信赖区间	
									下限	上限
Q33	采用相等变异数	3.208	0.074	30.022	657	0.000	1.6704	0.0556	1.5612	1.7797
	不采用相等变异数			29.967	563.603	0.000	1.6704	0.0557	1.5609	1.7799
Q34	采用相等变异数	31.535	0.000	34.402	657	0.000	2.0187	0.0587	1.9035	2.1340
	不采用相等变异数			34.354	597.675	0.000	2.0187	0.0588	1.9033	2.1341
Q35	采用相等变异数	6.549	0.011	27.453	657	0.000	1.7819	0.0649	1.6545	1.9094
	不采用相等变异数			27.424	621.743	0.000	1.7819	0.0650	1.6543	1.9095
Q36	采用相等变异数	5.731	0.017	28.408	657	0.000	1.8314	0.0645	1.7048	1.9580
	不采用相等变异数			28.389	640.059	0.000	1.8314	0.0645	1.7047	1.9581
Q37	采用相等变异数	4.267	0.039	28.806	657	0.000	1.8648	0.0647	1.7377	1.9919
	不采用相等变异数			28.792	648.441	0.000	1.8648	0.0648	1.7376	1.9920
Q38	采用相等变异数	63.206	0.000	26.841	657	0.000	1.4992	0.0559	1.3895	1.6089
	不采用相等变异数			26.779	517.733	0.000	1.4992	0.0560	1.3892	1.6092
Q39	采用相等变异数	0.378	0.539	26.966	657	0.000	1.6072	0.0596	1.4902	1.7242
	不采用相等变异数			26.927	594.740	0.000	1.6072	0.0597	1.4900	1.7244

续表

		Levene 的变异数相等测试		针对平均值是否相等的 t 测试						
		F	显著性	*T*	df	显著性（双尾）	平均差异	标准误差	95%差异数的信赖区间	
									下限	上限
Q40	采用相等变异数	77.487	0.000	22.361	657	0.000	1.3257	0.0593	1.2092	1.4421
	不采用相等变异数			22.319	556.190	0.000	1.3257	0.0594	1.2090	1.4423

附录五　医学生职业精神因子分析结果

旋转元件矩阵[a]

	元件				
	1	2	3	4	5
Q27	0.777				
Q18	0.732				
Q28	0.726				
Q25	0.725				
Q20	0.718				
Q24	0.709				
Q19	0.705				
Q29	0.699				
Q26	0.660				
Q21	0.547				
Q32	0.457				
Q42		0.711			
Q35		0.686			
Q43		0.684			
Q37		0.676			
Q44		0.637			
Q36		0.602			

续表

	元件				
	1	2	3	4	5
Q14			0.770		
Q30			0.761		
Q16			0.734		
Q33			0.556		
Q17			0.548		
Q10				0.728	
Q7				0.673	
Q9				0.607	
Q15				0.591	
Q11					0.825
Q12					0.707

撷取方法：主体元件分析。

转轴方法：具有 Kaiser 正规化的最大变异法。

附录六　医学生职业精神教育方法因子分析结果

旋转元件矩阵[a]

	元　　件		
	1	2	3
Q67	0.765		
Q77	0.717		
Q62	0.712		
Q61	0.692		
Q63	0.659		
Q79	0.636		
Q69	0.603		
Q64	0.577		
Q68	0.574		
Q78	0.571		
Q59	0.538		
Q66			
Q47		0.791	
Q46		0.764	
Q22		0.666	
Q51		0.664	
Q52		0.658	

续表

	元　　件		
	1	2	3
Q48		0.655	
Q54		0.625	
Q50		0.621	
Q49		0.612	
Q60		0.518	
Q65			
Q75			0.820
Q76			0.813
Q74			0.779
Q72			0.593

撷取方法：主体元件分析。

转轴方法：具有 Kaiser 正规化的最大变异法。

a. 在 6 叠代中收敛循环。

附录七　医学生职业精神教育质量分项均值和标准差

描述性统计资料

序号		平均数	标准偏差
1	我所接受的专业教育和培训，让我很满意	2.24	0.95
2	我觉得学校安排的课余活动（包括竞赛、培训及讲座等）提升了我的专业技能	2.16	0.90
3	我觉得我校专业课程的教学内容，提高了我的专业知识水平	1.90	0.86
4	我觉得我校专业课程的教学方式，有助于我更快地掌握专业知识	2.09	0.90
5	我觉得医学伦理等课程，坚定了我"以病人为中心"的工作理念	2.13	0.95
6	我觉得医学伦理类知识，可以帮我判断医疗行为的正确与否	1.97	0.87
7	通过课程学习，让我对社会医患关系理解得更加深刻	2.03	0.87
8	学校各类课程的学习让我更喜欢现在的专业了	2.25	0.98
9	通过各类课程的学习，我更坚定了从事医疗行业的信念	2.21	0.97
10	通过各类课程的学习，我更深刻地了解了医疗行业的责任	1.94	0.82
11	我的老师非常有效率地帮助我提升了专业知识水平	1.97	0.83
12	我的老师引导我理解了医生行业的规范和要求	1.90	0.81

续表

序号		平均数	标准偏差
13	我的老师，让我觉得医生这个职业很高尚	1.85	0.85
14	我的老师让我觉得，这一辈子当医生其实挺有价值	1.88	0.86
15	我的老师，让我对医生行业产生了更深的感情	1.97	0.86
16	医学生宣誓活动，让我更深刻认识到医疗事业的责任感和使命感	2.01	0.96
17	学校开展的思想政治主题教育活动，帮助我理解了医疗职业所代表的责任和义务	2.21	1.00
18	通过志愿服务，让你更深刻的理解了医生的社会地位	2.05	0.86
19	通过志愿服务，让你更深刻的理解了医生的职业要求	1.97	0.82
20	名医的专题讲座，提升了我对某些疾病和诊疗的认识	1.90	0.82
21	通过观看、了解优秀医生的事迹宣讲影视作品，让我感到作为医生的光荣	1.97	0.91
22	我觉得我身边的同学对医生职业普遍抱有较为乐观和积极的态度	2.28	0.99
23	我觉得我男（女）朋友对医生职业普遍抱有较为乐观和积极的态度	2.41	1.16
24	通过医院实习，我感受到了医生的社会责任和形象	1.93	0.80
25	看到那么多成功校友，我觉得我的专业还是很不错的	2.10	0.93
26	看到那么多优秀的医生都是我的校友，我觉得挺光荣的	1.94	0.86
27	医疗实践经历让我更加坚定了一生从医的信念	2.21	0.99
28	名家讲座，有利于坚定你的职业信心	2.11	0.92
29	学校开展的思想政治主题教育活动，更加坚定了我的职业信心	2.35	1.04
30	我觉得医院实习提升了我的专业技能	1.94	0.84
31	我校大学生职业生涯规划课程，帮助我对医疗职业有了系统的了解	2.34	1.01

续表

序号		平均数	标准偏差
32	我校大学生职业生涯规划课程，帮助我坚定了未来要走的专业发展道路	2.42	1.02
33	我校大学生职业生涯规划课程，帮我树立了求职信心	2.44	1.03
34	通过志愿服务，我感受到了医生的社会责任和形象	2.00	0.84